# 被困住的聪慧：
## 注意缺陷多动障碍的情绪问题

**Smart but Stuck:**
Emotions in Teens and Adults with ADHD

原　　著　托马斯·E·布朗

主　　审　王玉凤

主　　译　刘　璐

译　　者　（按姓名汉语拼音排序

　　　　　陈晓莹　深圳市儿童医院

　　　　　程　嘉　北京大学第六医院

　　　　　付广慧　北京大学第六医院

　　　　　李海梅　北京大学第六医院

　　　　　李　静　山西白求恩医院

　　　　　刘　璐　北京大学第六医院

　　　　　帅　澜　上海交通大学医学院附属新华医院

　　　　　孙　黎　北京大学第六医院

　　　　　吴赵敏　深圳市儿童医院

　　　　　杨斌让　深圳市儿童医院

　　　　　赵琦华　北京市朝阳区第三医院

学术秘书　刘倩溶　北京大学第六医院

北京大学医学出版社

BEIKUNZHU DE CONGHUI：ZHUYI QUEXIAN DUODONG
ZHANGAI DE QINGXU WENTI

图书在版编目（CIP）数据

被困住的聪慧：注意缺陷多动障碍的情绪问题 /
（美）托马斯·E·布朗（Thomas E. Brown）原著；刘璐主译
. —北京：北京大学医学出版社，2020.10（2024.11 重印）
　书名原文：Smart but Stuck：Emotions in Teens
and Adults with ADHD
　ISBN 978-7-5659-2255-8

Ⅰ.①被… Ⅱ.①托…②刘… Ⅲ.①儿童多动症－
诊疗 Ⅳ.① R748

中国版本图书馆 CIP 数据核字（2020）第 166125 号

北京市版权局著作权合同登记号：图字：01-2019-7096

Smart but Stuck：Emotions in Teens and Adults with ADHD
Thomas E. Brown
ISBN 978-1-118-27928-1
Copyright © 2014 by John Wiley & Sons，Inc.
All rights reserved. This translation published under license with the original publisher
John Wiley & Sons，Inc.
Simplified Chinese translation copyright © 2020 by Peking University Medical Press.
All rights reserved.

被困住的聪慧：注意缺陷多动障碍的情绪问题

主　　译：刘　璐
出版发行：北京大学医学出版社
地　　址：（100191）北京市海淀区学院路 38 号　北京大学医学部院内
电　　话：发行部 010-82802230；图书邮购 010-82802495
网　　址：http://www.pumpress.com.cn
E-mail：booksale@bjmu.edu.cn
印　　刷：中煤（北京）印务有限公司
经　　销：新华书店
策划编辑：董采萱
责任编辑：靳　奕　董采萱　　责任校对：靳新强　　责任印制：李　啸
开　　本：710 mm×1000 mm　1/16　　印张：17.75　　字数：219 千字
版　　次：2020 年 10 月第 1 版　2024 年 11 月第 5 次印刷
书　　号：ISBN 978-7-5659-2255-8
定　　价：80.00 元
版权所有，违者必究
（凡属质量问题请与本社发行部联系退换）

# 中文版序言一

　　无论什么样的文化或语言背景，冲突的情绪和动机都可能是注意缺陷多动障碍（ADHD）青少年和成人特有的问题。这本书讲述了 11 个 ADHD 青少年和成人的真实故事，他们正与冲突的情绪和动机作抗争，这些冲突的情绪和动机给他们及家人的生活带来了很多困难。这本书还解释了为什么情绪管理的问题应该被视为 ADHD 缺陷的重要成分。

　　我非常感谢王玉凤教授及其团队将这本书翻译成中文。王玉凤教授是知名的 ADHD 专家，他们之前还翻译了我的另外一本书《注意缺陷障碍》。我也非常感谢北京大学医学出版社将这些书籍的中文版出版。我希望中国的 ADHD 患者以及爱他们、照顾他们的人能够对这些书感兴趣，希望这些书对他们有所帮助。

托马斯·E·布朗博士

布朗 ADHD 及相关障碍诊所负责人

兼任美国南加利福尼亚大学凯克医学院精神病与行为科学临床教授

2020 年 2 月

**Preface for Chinese translation of *Smart but Stuck*: *Emotions in Teens and Adults with ADHD***

Regardless of culture or language, conflicting emotions and motivations can be especially problematic for adolescents and adults who have Attention-Deficit/Hyperactivity Disorder (ADHD). This book tells true stories of eleven very bright teenagers and adults with ADHD who were struggling with conflicting emotions and motivations that made life difficult for them and their families. This book also explains why problems with managing emotions should be recognized as an important aspect of ADHD impairments.

I am very grateful to Professor Wang, a leading expert in ADHD who translated this book from English to Chinese as she did for my earlier book, *Attention Deficit Disorder*: *the Unfocused Mind in Children and Adults.* I am grateful also to Peking University Medical Press for publishing Chinese translations of both of these books. I hope these books will be interesting and useful to those in China with ADHD and to those who love and care for them.

**Thomas E. Brown, Ph.D.**

Director of Brown Clinic for ADHD and Related Disorders

Adjunct Clinical Professor of Psychiatry and Behavioral Sciences

Keck School of Medicine of the University of Southern California, U.S.A.

托马斯·E·布朗，哲学博士，临床心理学家，耶鲁大学医学院精神病学临床助理教授，注意及相关障碍耶鲁诊所副主任。他撰写的备受赞誉的 *Attention Deficit Disorder：The Unfocused Mind in Children and Adults*（耶鲁大学出版社，2005）一书，已经被翻译为 7 种语言出版。他开发了"布朗注意缺陷障碍量表"（Brown Attention Deficit Disorder Scale，PsychoCorp/Pearson），在专业期刊发表了大量文章。他撰写的书籍包括：*ADHD Comorbidities：Handbook of ADHD Complications in Children and Adults*（美国精神病学出版社，2009），以及 *A New Understanding of ADHD in Children and Adults：Executive Function Impairments*（Routledge 出版社，2013）。更多详情可见 *www.drthomasebrown.com*。

# 中文版序言二

　　2007年，当托马斯·布朗博士还在耶鲁大学工作时，我们翻译了他的《注意缺陷障碍》一书（也由北京大学医学出版社出版）。当时已有大量的科学证据支持 ADHD 诊断的真实性、治疗的安全性和有效性，但在我国乃至全世界仍有相当一部分的大众媒体和 ADHD 家长对此持怀疑态度。托马斯·布朗博士撰写的《注意缺陷障碍》一书，以科学知识为基础，通过清晰而简洁的描述，很好地帮助了我国的儿科医师、儿童心理和儿童精神科医师，让他们对 ADHD 的基础理论、治疗观点等有了更加清醒和自觉的认识。《注意缺陷障碍》一书努力地向 ADHD 的家长、老师及患者本人进行解释，让大众进一步了解：ADHD 是什么，不是什么；如何才能有效地识别这种障碍；以及 ADHD 的执行功能障碍及共患的情绪问题是怎么回事。该书以科学理论依据为基石，阐明相关观点时有道理，描述患者存在的问题时有说服力，鼓励专业人员解决问题时又很有力量。因此，该书在相当长的一段时间内，有力地帮助了我国民众，在一定程度上澄清了他们对 ADHD 的怀疑态度；并在相当广度的范围内，通过科学知识的普及，提高了家长及老师对 ADHD 的识别能力。此外，也促进了我们对 ADHD 的基础研究，提高了我国医学界对 ADHD 的临床诊断与治疗水平。综上所述，布朗博士的《注意缺陷障碍》一书曾在（目前仍然在）我国有着比较广泛而卓著的影响。

此后，我们北京大学第六医院/精神卫生研究所 ADHD 团队，在分享 ADHD 的新理论、新知识、新技术和新方法等方面，一直与托马斯·布朗博士保持比较密切的学术交流。我院刘璐博士一直把"ADHD 的情绪失调"作为她稳定的、主要的研究方向之一。当布朗教授的新著作 *Smart but Stuck：Emotions in Teens and Adults with ADHD* 出版时，他第一时间与我们团队进行了分享。刘璐博士领衔主译，迅速组织了很多中英文俱佳的同事以及一些多年从事 ADHD 研究与临床工作的师兄弟姐妹，采用了翻译、校对、二次校对等步骤，严谨、有序地完成了这本书的翻译，并获北京大学医学出版社同意出版。

这本书有一些突出特点：第一，该书很好地解释了为什么情绪管理的问题应被视为 ADHD 缺陷的重要成分，它与执行功能的关系是怎样的，它的脑基础是什么。目前，情绪调控这个维度虽尚未列入 ADHD 的诊断标准，但临床上确实面临大量的问题需要处理，而且相当具有挑战性。第二，该书基于 11 个 ADHD 青少年和成人的真实故事，通过全面观察、深入挖掘、长期追踪以描述疾病发展轨迹等，展示了他们如何与自己的问题、冲突情绪和动机作艰苦抗争，以及这些冲突的情绪和动机给他们及家人的生活带来了什么样的困难与麻烦。第三，该书的撰写既具有专业科学的严谨性，又通俗易懂。托马斯·布朗博士对这个聪慧被困住的人群所面对的临床复杂问题进行了一目了然的描述，对每一个家长与 ADHD 患者的所思所想进行了真实而细腻的刻画，并帮助患者及其父母实施了有循证基础的解决对策。此外，书中对每个案例都单独附有问题与讨论，对该问题的基础依据以及 11 个 ADHD 青少年和成人的特点进行了总结归纳，这使该书的可读性很强。

我非常愿意向心理治疗师、康复治疗师、精神科医生、中学老师或大学辅导员、ADHD 患儿家长，及 ADHD 青少年和成人朋友们推荐这本书，期望它在我国心理和精神卫生事业中尽可能发挥应有的作用。

**王玉凤　教授**

北京大学第六医院 / 精神卫生研究所

国家精神心理疾病临床医学研究中心（北大六院）

2020 年 2 月

# 译者前言

　　注意缺陷多动障碍（ADHD）患者的情绪失调是我的主要研究方向之一。当我在王玉凤教授的办公室看到布朗教授的这本书时，立刻被吸引。经与王玉凤教授商讨，我们决定将此书翻译成中文，希望能够帮助大家更好地了解、认知和理解 ADHD 患者的情绪调控问题。

　　ADHD 是常见的一种神经发育障碍性疾病。除了注意缺陷、多动和冲动等核心症状外，ADHD 患者往往还伴随有情绪失调。近些年来，情绪失调一直是临床医生和科研工作者关注的重点。虽然目前对于情绪失调是否应作为核心症状之一纳入 ADHD 诊断标准尚存在争议，但是其在 ADHD 临床评估中的重要性是不容置疑的。

　　布朗教授在本书中，首先通过对 ADHD 和情绪脑的关系阐述了 ADHD 患者情绪问题产生的神经心理学、神经生理学等方面的原因，并着重强调了 ADHD 患者在"自上而下"的情绪调节方面的缺陷。而后，通过 11 个真实的临床案例，展示了 ADHD 青少年和成人存在的情绪调控问题，以及这些问题对他们生活、学习及工作等的影响：

　　　　小学期间成绩拔尖的苏，为什么到了中学以后无心学业，让老师和家长都觉得无可救药了？在明确 ADHD 的诊断后，苏的父母和学校提供了什么样的支持，帮助苏走出了困境？极其聪明的埃里克，为什么高中时表现非常出色，而进入大学之后一落千丈？作为门萨俱乐部成员的马丁，为什么无法很好地发挥聪明才智，以至于大学成绩惨不忍睹？为什么史蒂夫擅长计算机编程，却对自己的生活手足无措，遭受了婚姻和工作的双重失败？从事特殊教育工作的路易斯是如何发现和应对自己存在的ADHD及其相关问题的？……

他们的这些问题，可能很多ADHD青少年和成人都曾经历，或正在经历。针对这些不同的个体、不同的问题，布朗教授在书中详细介绍了如何开展药物和非药物的干预，并在每一章最后对有效的干预措施进行了总结。最后，布朗教授详细介绍了帮助ADHD患者摆脱困境的3个重要步骤，对临床评估和干预非常重要。

正如布朗教授书中所说："ADHD治疗过程通常并不是一帆风顺的。反复的失望和失败常常会使患者以及所有试图提供帮助和支持的人感到沮丧和担忧。……坚持持续有效的治疗，能够让他们以前所未有的方式发展自己的优势和才能。""这本书中的许多故事都证明，在人生的一个或几个阶段陷入困境的ADHD患者，最终都能够摆脱困境、继续前进。"

希望本书能够帮助ADHD青少年和成人更加充分地认知自己的问题，让关心、照顾他们的亲人和朋友充分理解他们存在的情绪问题及所处的困境，为他们提供可能的支持和资源；也希望能够为临床专业人员针对ADHD情绪问题的干预提供一些参考。最终通过各方的共同努力，帮助ADHD患者改善情绪问题，促进其社会功能的全面康复。

感谢我的导师王玉凤教授，感恩她多年以来的教诲。一直以来，王玉凤教授对我的工作都给予了充分的支持和鼓励，让我一直富有激情地开展 ADHD 相关的科研工作。感谢北京大学第六医院 ADHD 研究团队的孙黎研究员、程嘉主任医师、李海梅助理研究员，感谢深圳市儿童医院的杨斌让主任、吴赵敏博士和陈晓莹治疗师，感谢上海交通大学医学院附属新华医院的帅澜博士、山西白求恩医院的李静医生、北京市朝阳区第三医院的赵琦华医生，感谢他们在百忙的工作之余，参与本书的翻译和校对。同时，也非常感谢国家重点基础研究发展计划（2014CB846104）、国家自然科学基金（81641163）、北京市自然科学基金（7172245）和深圳市三名工程（SZSM201612036）对本书的资助。

　　我们希望每一位陷入困境的 ADHD 患者，都能够在专业力量的帮助下，在多方资源恰当的支持下，获得现实的、可持续的希望，走出困境，学会生存——甚至茁壮成长，迎接他们本就多彩灿烂的人生！

刘璐　博士

北京大学第六医院 / 精神卫生研究所

国家精神心理疾病临床医学研究中心（北大六院）

2020 年 2 月

# 原著致谢

　　几年前，与儿子戴夫的一次交谈激发了我写这本书的动力，当时我们正在一个叫"沉睡的巨人"的小山上徒步。他问我，目前对ADHD的理解，在我看来最大的缺失是什么。我的回答是"情绪的重要性"。当我解释了我的意思之后，戴夫坚持说："你应该把它作为你的下一本书，应该用患者的真实故事，这样人们才能理解！"戴夫阅读了我初稿中的每个章节并且提出了有建设性的意见。我非常感激他的鼓励，还有爱。

　　我的行政助理莉萨·久巴和研究助理瑞安·肯尼迪对本书都做出了很大贡献，他们协助处理了无数的细节，包括组织、核对、准备稿件。同时，在我每天忙于满满当当的临床工作时，他们帮助我有条不紊地实施这一计划。

　　我还要感谢我深爱的妻子博比所给予的持续的爱和支持，她是我的生命之光。感谢莉萨、埃布尔、南希、诺厄、西蒙娜，他们给予的爱、热情和鼓励让我的生活变得如此多彩。

　　感谢 Jossey-Bass/Wiley 出版社的编辑玛吉·麦坎尼的慷慨付出，她所给予的极大鼓励和许多有益的指导使得本书更具可读性。感谢特蕾西·加拉格尔协助获得出版许可，感谢帕特·斯泰西的编辑和建议，感谢米歇尔·琼斯的精心排版，以及乔安妮·克拉普·富拉格为本书的顺利出版所给予的全面周到的指导。

最重要的是，我要深深感谢我的患者们——那些儿童、青少年以及成年人，是他们给予我充分的信任，允许我探讨他们的故事，帮助我了解 ADHD 复杂性的微妙之处，以及会让我们任何人陷入困境并能继续前行的、多种错综复杂且往往相互冲突的情绪。

托马斯·E·布朗

2014 年 1 月

# 目录

我很想这样去做，但是在我应该开始最后两门课程以便能够重新入学的关键时期，我特别害怕，以至于不敢迈进教室的门。

——22 岁的大学生

我是门萨俱乐部成员，但在大学的前两年，我没有获得学分——吸食过多大麻导致我无法去上课。现在，我在几个很有意思的教授所教的课程中表现得很好，但我无法开始撰写论文并经常逃课……鉴于我惨不忍睹的课程记录，我努力毕业又有什么用呢？

——23 岁的大学生

我结婚 25 年了，有 3 个很棒的孩子，有一份体面的记者工作，但我刚被解雇了，因为我无法分清工作的优先顺序，跟不上节奏。自更年期以来，我在进度跟进和完成工作方面遇到了麻烦。在这些事情上我一直以来就有问题，但最近变得更糟糕。

——50 岁的家庭主妇和母亲

我爸爸总是说我很聪明，只是太懒了，也许他是对的。学校给了我留校察看的处分，现在我不得不退学了。我总是心不在焉，所有事情总是拖到最后一刻才开始做。我试过朋友的 ADHD 药物，觉得很有用，但我爸爸不想让我做 ADHD 方面的评估，因为他说这些药物就像类固醇激素。

——21 岁的大学生

我已经停掉了一些课程。

——18 岁的大学生

我是一名从事特殊教育的老师，所以我的很多学生都患有 ADHD，但我从未意识到自己也是 ADHD 患者。整理东西和按时完成文书工作对我来说很困难，有时我很健忘。我大学毕业，并且已经从事教育工作 10 年了。但在过去的 1 年里，我过得很艰难，那些 ADHD 相关的问题从家里出事之后越来越严重了。

——37 岁的学校教师

假如这个月我完不成那四篇论文，将会被休学察看，可我就是无法完成。这个问题很久以前就存在了，但现在比以前任何时候都严重。虽然我已经完成了论文的大部分研究工作，但我总是停留在第一段，进行不下去。我被困住了！

——20 岁的大学生

这些青少年和成人的情绪如何影响了他们的教育、工作、家庭互动以及社交关系？什么样的治疗对帮助 ADHD 患者摆脱困境是有效的？家庭成员、朋友、老师、临床医生以及咨询师能够给他们提供什么帮助？

# 引言

> 所有的信息处理过程都有情绪的参与……情绪为认知
> 活动的启动、组织、增强和减弱提供能量。
>
> ——肯尼斯·道奇（Kenneth Dodge），神经科学家

尽管过去 10 年里对注意缺陷多动障碍（ADHD）的科学理解发生了翻天覆地的变化，但大多数被此疾病困扰的人们，以及许多诊断和治疗他们的人，仍然没有机会对这个复杂的疾病有一个清晰且更新的理解。正如你将在本书以下章节中所了解的那样，ADHD 并不是一个简单的错误行为、缺乏意志力或无法集中注意力的问题。从书中所介绍的那些非常聪明的青少年和成年人的真实故事中，你会找到许多这样的例子，ADHD 甚至可以导致即便是非常聪明的人经历长期的挫折和失败，从而使得他们"受困"于学业、工作以及日常生活中的许多其他方面。幸运的是，大部分情况下，ADHD 患者有可能摆脱困境。在本书的相关章节里，你会发现大量的案例，表明有效的治疗是如何帮助 ADHD 患者重回正轨的。

> **注意：**在本书中，ADHD 这一术语包括当前诊断中的注意缺陷多动障碍（ADHD）和（或）注意缺陷障碍（ADD）。

临床和神经科学研究揭示，ADHD 本质上是大脑管理系统，也就是所谓的"执行功能"动态交互过程受损的一种复杂疾病。这些功能涉及大脑的许多重要程序，包括如下能力：

- 任务的组织和启动
- 专注于任务，并在需要时从一个任务转换到另一个任务
- 调节睡眠和觉醒，保持努力和有效加工信息
- 管理挫折和调节情绪
- 运用工作记忆和调用回忆
- 监控和自我调节行为

我们每个人时常都会有这些方面的困扰，但与同龄人相比，ADHD 患者在执行这些功能时会面临更大的困难。（我将在第一章中对这些不同的执行功能进行更详细的描述。）

## 缺失的一环：情绪

尽管 ADHD 研究取得了许多进展，但目前关于这种疾病的大部分描述中缺失了一个元素：情绪在各项执行功能中所起的关键作用。本书正是介绍了这部分缺失的内容。1996 年，神经科学家约瑟夫·勒杜出版了《情绪脑》，这本书强调了情绪在大脑认知功能中的核心重要性。他强调，情绪，主要是无意识的情绪，是人

2

类思想和行为强大而至关重要的动力 [1]。这种对于情绪在人类行为各个方面的基本作用的解读，还没有被整合到当前对 ADHD 的思考中。

> 我们必须认识到，情绪，包括积极情绪和消极情绪，在任务的启动和优先排序、维持或转换兴趣及努力、在活跃的记忆中保持思维、选择参与或避开某项任务或情境等过程中的关键作用。

为了充分理解情绪在 ADHD 中的作用，我们不仅需要认识到这些患者在表达情绪方面通常存在困难，而且还应该了解情绪，包括积极情绪和消极情绪，在执行功能中的关键作用：任务的启动和优先排序、维持或转换兴趣及努力、在活跃的记忆中保持思维，以及选择参与或避开某项任务或情境。正如神经科学家肯尼斯·道奇所观察到的那样，"所有的信息处理过程都有情绪的参与……情绪为认知活动的启动、组织、增强和减弱提供能量" [2]。

情绪——有时是有意识的，更多时候是无意识的——可以激发认知活动，从而塑造一个人的经验和行为。对于 ADHD 患者来说，在识别和应答各种各样的情绪方面存在长期的困扰，而这些困扰往往是他们管理日常生活存在困难的主要原因。

书中的故事强调了各种情绪，积极的和消极的，在我的一些 ADHD 患者对抗疾病的过程中所起的作用。有些读者可能会想："哦，这是一个同时患有 ADHD 和其他几种疾病——焦虑、抑郁或者强迫症的人。他们的情绪困扰只是这些共患疾病的一个部分，并不是 ADHD 本身。"我的回答是，ADHD 并不是一个孤立的认知问

3

题叠加另外一个孤立的情绪问题。情绪反应及情绪管理方面的困难是 ADHD 内在的、动态的、密不可分的固有组分。

情绪反应及情绪管理方面的困难是 ADHD 内在的，动态的，密不可分的固有组分。

# 从患者和研究中学习

我是一名临床心理学家。在超过 35 年的执业生涯中，我工作中的大部分时间用来聆听儿童、青少年、成年人的诉求并与之交谈，他们大部分人是寻求帮助以解决 ADHD 的相关问题。很多人同时伴有其他的一些问题，包括情绪、学习或行为问题。我对 ADHD 的了解主要源自与这些患者——年轻和年老的——进行的无数访谈，他们与我分享正在发生的故事，关于如何努力识别并克服注意缺陷问题，以及如何将自己从挫折和失败的困境中解脱出来。本书中的案例是基于我对一些患者的访谈记录。所有涉及个人隐私的地方都已修改，但所有基本的细节均是真实的。

最近，神经科学、心理学和精神病学领域的大量研究，帮助我们理解了很多 ADHD 患者所描述的那些令人费解的现象。例如，他们为何能够集中注意力并积极参与一些喜欢的活动，而对于有些活动，尽管他们明知道很重要并且内心也非常想要去做，却根本无法开始或维持足够的努力。在这些章节中，真实案例结合对研究结果的解释，将帮助您更好地理解每位患者的困扰，以及 ADHD 与情绪之间更全面的本质关联。

这些年来，我特别感兴趣的一个方面是研究那些特别聪明的青少年和成年人。他们的经历告诉我，聪明并不能保护他们免受注意缺陷的损害。那些高智商（IQ）的人不仅可能患有 ADHD，而且因为他们周围的人会非常错误地认为"真正聪明的人是不会患有ADHD 的"，所以这很可能导致他们没有得到足够的支持和治疗而遭受更长时间的痛苦。

> 那些高智商的人不仅可能患有 ADHD，而且因为他们周围的人会非常错误地认为"真正聪明的人是不会患有ADHD 的"，所以这很可能导致他们没有得到足够的支持和治疗而遭受更长时间的痛苦。

本书中我所提到的患者都是非常聪明的人。他们在智商测试中的得分居于一般人群的前 9%，但他们陷入了困境。他们寻求治疗，因为他们无法摆脱情绪、思维和行动上的长期徒劳和自我挫败的模式。他们感到自己被困在教育、工作、与他人的关系或这三者结合的日常生活中。他们的故事说明，ADHD 患者在自我和情绪管理方面存在长期的困难。案例中的有些患者取得了惊人的成功和令人钦佩的成就，而有些仍然在经历挫败和悲惨的失望。大多数是好坏参半。然而，每个故事都显示了情绪在 ADHD 中所起的复杂作用。

## 本书的主要内容

第 1 章根据临床医生、研究者和神经科学家的最新研究成果，介绍了对 ADHD 的新认识。第 2—12 章讲述了青少年和成年 ADHD

患者的真实故事，重点描述了他们与疾病、情绪，以及与家庭和其他多种情境中相关问题所进行的艰难抗争。最后一章总结了情绪影响ADHD患者生活经历的一些方式，以及能够给患者提供哪些适当的支持和治疗。

这些案例显示了诊断分类的局限性。这些章节中所描述的患者不能被清晰地归类为一种或几种疾病。每个人在他们各自不断变化的生活环境中，都是一个优势与困难相互作用的独特而复杂的综合体。ADHD患者以及他们不同的日常生活情境也都是千差万别的。

在讲述这些青少年和成年人的故事中，我也分享了在尝试提供帮助时，我自己的一些反应和挑战。许多案例都是成功的。我分享了促成这些成功的资源和策略。也有几个案例说明了ADHD患者可能会经历的重大障碍和挣扎。

这本书中的故事还阐释了随着一个人进入青春期、成年期，面对日益增多的挑战时，我们目前所知道的ADHD症状会发生怎样的变化——有时会缓解，有时会加重。每个故事都介绍了为减轻ADHD损害所用的药物和其他治疗手段。

在这些案例中，没有一个是单独靠药物治疗就足以解决这些复杂问题的。对于每一位患者，治疗成功也取决于多次访谈所建立的良好治疗关系。这对于评估和理解患者的问题本质和情绪的复杂性至关重要。治疗关系也是一个密切合作的媒介，可开发有效治疗，帮助患者在环境和生活方式上做出必要的改变，修复受损的自尊，克服在患者、家人和医生之间的互动中不可避免地出现的挫败、压力和困惑。

这些患者所经历的情绪冲突和挣扎并不是ADHD患者所独有的——也不是特别聪明的人所独有的。你可能也会意识到这些情绪压力、冲突和挣扎，它们与你自己或者家人和朋友所经历的没有什么区别。

纵观全书，我努力想描述的不仅仅是 ADHD 患者及其家庭的弱点和挣扎，还有他们令人印象深刻的优势和多元的才能。书中所描写的每一个人都有许多值得尊敬和钦佩之处。

（付广慧　译，刘璐　杨斌让　校）

# 1

# ADHD 与情绪脑

　　情绪和情绪管理在儿童、青少年和成人的日常生活中发挥着核心作用。情绪可以引导我们注意、忽略、专注于某些方面，同时小心避免某些方面。而矛盾情绪则会打乱我们将要完成的任务，或者致使我们反复做一些不愿做的事情。在很多方面，我们被自己的情绪左右，它们有时被察觉，有时被忽视，微妙而强大。然而，我们也尝试练习控制它们：尝试让自己从不舒服的情绪中转移出来；我们选择在言语和行动中情绪表达的多少；我们与自己交谈，试图淡化或提高我们的情绪对他人和自己的影响。我们掌控各种情绪，同时也被情绪掌控着。

　　作为一名临床心理学家，我在工作中发现，情绪管理在注意缺陷患者的日常生活中扮演着特别重要的角色。他们的一些慢性损害干扰了其他认知功能，同时也干扰了他们管理情绪以及被情绪引导的能力。患有 ADHD 的人经常在应对和维持那些激励他们完成重要任务的情绪方面长期存在困难。

同正常人一样，大部分 ADHD 患者在面对各种境遇时，会自然地产生挫败感、恐惧、悲伤、骄傲、羞愧和兴奋等种种情绪。不同的是，大部分 ADHD 患者长期存在管理及应对情绪方面的困难，在复杂情绪和冲突情况下尤为明显。如前所述，书中案例表明，聪明过人并不能使之免于处理情绪问题，也不能使之免于患 ADHD。

本书强调了情绪与大脑相关。但是，通常人们认为情绪与大脑并无关系，比如我们经常说的"发自内心"或者"发自肺腑"，这些比喻只能表明情绪来自于人体内部。而情绪的真正来源是大脑。

ADHD 患者的情绪问题与他们在任务的优先排序、注意力转换和利用工作记忆等方面的困难一样。在打扫房间的时候，他们可能会对随手拿起的一些照片感兴趣，很快就完全忘记之前已经开始的工作。当在网上搜索信息时，他们可能会注意到其他网页，使他们忘了最开始搜索的内容，转而花很长时间搜索一些完全不相关的东西，偏离了最初的任务。他们可能会放弃一项他们觉得无聊的任务，却忽略了充分及时地完成这项任务对于获得他们真正想要的东西是至关重要的，而未能完成这项任务将不可避免地给他们带来痛苦的后果。

ADHD 患者常报告说：在某一瞬间，情绪会突然占据大脑所有的空间，而排挤掉其他重要的感觉和想法，就像电脑病毒占据硬盘上所有的空间一样。

同样，许多 ADHD 患者会突然被挫败感、热情、愤怒、喜爱、忧虑、无聊、沮丧或其他情绪所淹没，无法记住和回应其他重要的相关情绪。他们可能对朋友和家人大发雷霆，而没有考虑到这是他们所爱的、不想伤害的人。ADHD 患者常报告说：在某一瞬间，情绪会突然占据大脑所有的空间，而排挤掉其他重要的感觉和想法，就像电脑病毒会占据硬盘上所有的空间一样。

## "注意偏向"

许多 ADHD 患者也报告说在注意偏向方面存在许多困难。他们往往特别警觉，很快将注意力放在那些与情绪相关的评论和动作上，而对于全局或其他可能有用的信息，却没有过多关注。有些人似乎总是对未发生的事情存在预期焦虑，而另一些人则对潜在的挫折相关的任一信号表现得过度警觉。他们变得很容易沉浸在一种特别突出的情绪中，并且当需要他们专注于其他方面，采取一些截然不同的应对措施的时候，他们无法转移注意力。比如，某个人听到同事对某个建议的反应中有一丁点儿不确定的时候，便会认为这是顽固的反对意见，然后很快为她/他的观点争执起来，而没有充分倾听并了解同事的真实想法。注意偏向可能会加重抑郁、焦虑或争论的感觉，从而使人对某个目标失去兴趣[1]。

---

### 通过望远镜看篮球比赛

对于患有 ADHD 的人来说，生活就像通过望远镜看篮球比赛一样。这使得他们在特定时间内只能看到动作的一小部分。有时，望远镜在球场的某一部分停留时间太长，从而完全错过了在其他地方同时发生的重要事件。又有时，望远镜可能会随机从一个动作移动到另一个动作，从而无法跟踪球的位置以及各个球员的位置。为了了解篮球比赛的状况，一个人需要能够观察整个球场，注意球的运动以及球员在比赛中面对风险和机会时迅速变化的位置。

# 情绪在 ADHD 患者中的作用

目前在 ADHD 的诊断标准中，虽然没有提及情绪问题，但患者及关心他们的人都很清楚体验和管理情绪（包括兴趣、舒适、欲望、焦虑、沮丧、担心、失望、痛心、兴奋、愤怒、骄傲、悲伤和羞耻，以各种交织在一起的排列组合）这一问题在他们日常所面临的困难中起着关键作用。一些 ADHD 患者无法控制这些情绪的表达。而其他时候，他们甚至很难体验和清楚地识别自己的情绪，从而无法通过情绪引导他们进行社会互动，进而无法实施能够实现长期目标的重要行为。

研究人员近期对目前 ADHD 的诊断标准中忽略了情绪管理这一问题提出质疑。比如，一组欧洲研究人员对一千多例 ADHD 患儿进行的研究发现，相比于同年龄的非 ADHD 儿童，大约 75% 的患儿表现出更强烈、频繁的问题，他们挫折耐受力更弱，同时还有易怒、脾气暴躁、悲伤和突然的情绪转变等问题 [2]。

一项对一百多名活动过度的儿童和相匹配的对照组进行的纵向研究表明，随访至成年早期时，相比于对照组，那些 ADHD 持续至成年的人更容易出现低挫折耐受、不耐烦、易怒、脾气暴躁和情绪化等问题。

对于许多 ADHD 患者来说，这种情绪问题会持续至成年。一项对一百多名活动过度的儿童和相匹配的对照组进行的纵向研究表明，随访至成年早期时，相比于对照组，那些 ADHD 持续至成年的人更容易出现低挫折耐受、不耐烦、易怒、脾气暴躁和情绪化等问题。另一项研究在成年 ADHD 患者的一个亚组中发现他们在负性情绪的自我调节方面存在缺陷，而在这些患者的兄弟姐妹中，这种情绪失调出现的频率更高[3]。

最近的这些研究探讨了情绪在 ADHD 中的作用，但大部分研究仅仅针对混合型，排除了那些没有多动症状的人。另外，这些研究主要集中在控制负面情绪——比如急躁和愤怒——的问题上，忽略了那些对积极动机存在核心作用的情绪，比如兴趣、热情、欲望、骄傲和快乐。这些研究也没有充分探讨那些往往会损害一个人行为动机的情绪，比如焦虑、沮丧、压力和绝望。

一位著名的研究者，罗素·巴克利（Russell Barkley），在一篇综述中提道，"情绪自我调节缺陷"应该纳入 ADHD 的诊断标准，并认为是该病混合型的核心组成成分。他重点强调了对负面、破坏性情绪的失控问题：

> ADHD 患者处在这样一种状态：边缘系统所产生的正常情绪，尤其是杏仁核产生的愤怒、挫折、攻击等情绪，没有得到高级皮质功能的适当调节（第 10 页）[4]。

## 启动和动力的问题

迄今为止，研究人员和临床医生过于关注 ADHD 患者在抑制情绪表达方面存在的问题，但启动相关的情绪问题没有得到足够重视——在开始必要的任务和保持完成任务的动力方面长期存在困难。

儿童、青少年和成人注意缺陷障碍中，最令人困惑和沮丧的一个事实可以给我们提供一个重要线索去了解 ADHD 患者的启动问题：他们的症状并不是一成不变的。不同情境中，同一个人的 ADHD 症状的变化取决于他 / 她所从事的任务或所处的环境，以及所涉及的激励机制。尽管 ADHD 患者在自我组织、任务启动和集中注意力方面长期存在问题，但在一些活动中，他们并不存在这些问题。如果你在他们从事这些活动的时候观察他们，会发现他们在注意力方面完全不存在问题[5]。

迄今为止，研究人员和临床医生过于关注 ADHD 患者在抑制情绪表达方面存在的问题，但启动相关的情绪问题没有得到足够重视——在开始必要的任务和保持完成任务的动力方面长期存在困难。

一般来说，每个 ADHD 患者，无论年龄大小，都能很好地专注于他 / 她个人感兴趣的一些活动，可能是一项运动或玩视频游戏、画画、修车、听音乐或使用 Facebook。然而，对于几乎所有其他的活动和任务，ADHD 患者在获得和维持注意力方面都存在极大的困难，除非他们意识到如果不专注于手头的任务，会立即产生非常不愉快的后果。如果你问 ADHD 患者为什么他能专注于这件事而不能专注于那件事，他会说：

对感兴趣的事情，我可以集中注意力；如果我不感兴趣，就无法保持集中。如果不马上采取行动可能导致非常不愉快的事情，我确实被吓到了，这可能会帮助我保持一段时间的注意力集中。但这除非像是有杆枪指着我的头，否则必须是我确实感兴趣的事情才能让我集中注意力。

ADHD 患者往往在感兴趣的事情上能很好地集中注意力，在其他事情上却不行。因此，人们常常谴责 ADHD 患者缺乏意志力，而事实并非如此。一名患者称，他长期难以获得并保持注意力，是出现了"精神勃起功能障碍"。他说：

> 如果我对任务真的感兴趣，我会为此"兴奋"并完成它。如果这不是一个"让我兴奋"的任务，我就无法启动，也无法完成。不管我怎么对自己说"我需要做，应该做"，我就是不能。这不是意志力的事。

## ADHD 患者大脑中立即或延期"回报"

"能专注于这个，却不能专注于那个"的根本原因是 ADHD 的情绪问题：如果没有提供及时回报，如快乐和安慰，便不能调动和维持注意力。我们大多数人可能不会把兴趣当成情绪，但实际上，它是一种非常重要的积极情绪。"强烈的兴趣"代表着对人和任务强烈、持续的情感，而兴趣的程度不同，持久度也不同。兴趣反映了人对任务和感情的动机和情感投入的程度。心理学家詹姆斯·格罗斯（James Gross）和罗斯·汤普森（Ross Thompson）强调："情绪不仅让我们感觉到什么，而且让我们想做点什么。"[6]

PET 成像研究发现，ADHD 患者大脑中激活奖赏通路
的化学物质与受体的结合位点比正常健康对照要少得多。

情绪激励行动——采取行动或避免行动。许多未经治疗或治疗
不充分的 ADHD 患者，只有在能够提供即时满足感的活动中，才能
很容易地调动兴趣；而对于那些只能提供长期回报的任务，他们很
难调动和维持努力。

持续关注并努力完成那些必要的、但不太感兴趣的任务，对于
ADHD 患者来说是一个问题，这个问题与 ADHD 患者如何"联网"
有关。与同龄人相比，相对于即刻的奖励，他们对长期的奖励更不
敏感。

PET 成像研究发现，ADHD 患者大脑中激活奖赏通路的化学物
质与受体的结合位点比正常健康对照要少得多[7]。其他影像学研究也
可以解释为什么与同龄人相比，ADHD 患者在延迟奖赏的任务中很
难期待快乐和表示满意。一个重要的影响是，他们往往很难调动自
己启动那些他们并不特别感兴趣的任务，并且对没有即刻奖励的任
务，他们很难保持动力。我在第 2 章中将讲述这项研究的意义。

在调动和维持对任务的兴趣（注意）和努力（完成任务）方面
的问题，是目前被确定为 ADHD 复杂综合征中众多认知功能障碍的
两种。正如我在引言中所说，该疾病不再被仅仅看作是行为不端儿
童的问题。实际上，行为不端只是 ADHD 之谜的一个幌子，它掩饰
了该疾病真正令人头痛的一面：它通常会发展到青年和中年，在实
现人生目标时带来令人心碎的痛苦、内心混乱和挫败感。实际上，
已经明确的是，很多 ADHD 患者从未存在严重的行为问题，即使对

那些存在行为问题的患者来说，行为不端问题常常是困扰较小的问题之一。对大多数 ADHD 患者来说，尤其当他们进入青少年期或成年期时，首要问题是大脑管理系统中广泛的认知损害。这些损害都与各种情绪问题相关。

# 情绪、ADHD 和执行功能

神经科学正在迅速改变我们对心理现象神经基础的理解。这在 ADHD 的研究中尤为突出，我们需要更好地理解大脑功能是如何与情绪体验、感觉、决策过程紧密联系在一起的。在这里，我将简要回顾 ADHD 患者执行功能受损的模型，以及情绪处理与大脑功能之间特殊关系的模型。

## 了解执行功能

2005 年，我出版了《注意缺陷障碍：儿童和成人的注意力不集中》（*Attention Deficit Disorder*：*The Unfocused Mind in Children and Adults*）一书。8 年后，我更新了它的内容，出版了《儿童和成人 ADHD 的新认识：执行功能障碍》（*A New Understanding of ADHD in Children and Adults*：*Executive Function Impairment*）[8]。在这些书中，我描述了大多数 ADHD 患者存在的 6 组慢性困难。我解释了这 6 组是如何构成对大脑管理系统（即执行功能）问题的描述的。基于我自己的研究和其他人的工作，我在这里提出了 ADHD 新的可行定义，如下：

## ADHD 新定义

*ADHD =*

- 复杂的综合征，包括：
- 执行功能的发育障碍，
- 大脑的自我管理系统发育障碍，
- 无意识的操作系统发育障碍。
- 损害依据具体情况而定，
- 呈慢性，并且显著干扰日常生活许多方面的功能。

Source: T. E. Brown, 2013, *A New Understanding of ADHD in Children and Adults*, New York: Routledge.

在这些早期的书中，我也强调了一个令人困惑的问题：为什么 ADHD 患者在日常生活的大部分领域都存在慢性的执行功能问题，而在一些特定的活动中却几乎没有这些问题。本书解释了 ADHD 患者为何在一些任务中可以专注，却长期以来在明知道很重要的任务中不能集中注意力的问题。

在这个模型的 6 个方面中（如图 1.1 所示），包含管理挫折和调节情绪的问题。本书不仅仅关注于执行功能的某一方面，也不仅仅关注情绪管理问题。它是关于在执行功能的 6 个方面，有关情绪问题以多种微妙的方式构成了长期困难的基础，包括确定优先等级和开始任务、恰当维持和转移注意力、调节警觉性和维持努力、利用工作记忆等时候的情绪问题——上述所有这些，以及管理挫败感、情绪表达和情绪体验等方面的内容。

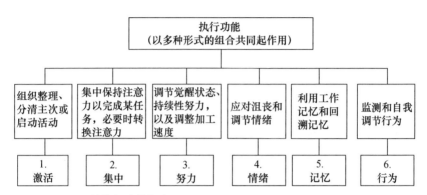

**图 1.1** ADHD 的执行功能损害

Source：From *Attention Deficit Disorder*：*The Unfocused Mind in Children and Adults*（p. 22），by T. E. Brown，2005，New Haven，CT：Yale University Press. Reprinted with permission.

## 执行功能的构建模块

图 1.1 的模型提供了一种方法，可以思考组成人类大脑执行功能的各项认知功能。这 6 个格子并不是像身高、体重、血压一样的单一变量，你或多或少肯定都会获得其中某一项指标。这 6 个格子的每一个都代表一组相关的认知功能。对于大多数需要自我管理的任务，需要这 6 个认知功能簇中的几个（即使不是全部），并且动态交互地来完成工作。通常它们运行得很快，以至于它们是自动的，比闪电还快，不依赖于一步一步的有意识思维。下面的列表更详细地描述了这 6 个格子的内容：

**1. 激活**：组织任务和材料，估计时间，确定任务的优先等级并开始工作。ADHD 患者长期存在极度的拖延问题。他们通常迟迟不肯开始任务，甚至明知道很重要，也要等到最后一刻。除非紧急任务，否则他们没办法让自己开始。

**2. 集中：**集中并保持注意力以完成任务，必要时转移注意力。一些 ADHD 患者这样描述他们维持注意力的问题：就像你开车离开电台太远，并且信号开始不稳定的时候，你试着收听汽车广播，只能听到其中的一部分，有一部分则没有听到。他们说，他们不仅仅因为周围发生的事情而分心，也容易因为脑子里的想法分心。此外，专注于阅读对他们来说是个难题。通常，他们在阅读时可以理解字面意思，但需要一遍又一遍地阅读材料才能完全掌握和记住其含义。

**3. 努力：**调节觉醒状态，持续努力，以及调整加工速度。许多 ADHD 患者报告说，他们能很好地完成短期项目，但是如果在更长的时间内持续努力的话，就会存在很多困难。他们很难按时完成任务，尤其是要求他们完成说明文的写作时。另外，许多人长期存在睡眠调节和警觉性方面的困难。因为无法关闭大脑，所以他们经常熬夜到很晚，一旦睡着了，他们又睡得很死，并在早晨起床时遇到很大问题。

**4. 情绪：**应对沮丧和调节情绪。尽管精神科诊断手册的最新版本没有将与情绪管理有关的症状视为 ADHD 的一个诊断标准，但是许多 ADHD 患者都描述了在处理挫败感、愤怒、担忧、失望、欲望及其他情绪方面存在长期困难。他们这样描述：当经历这种情绪时，情绪会占据他们的思维，就像病毒入侵电脑一样，使他们不能专注于其他事情。他们发现很难正确看待这种情绪，把它抛到脑后，然后继续做他们需要做的事情。

**5. 记忆：**利用工作记忆和回溯记忆。很多时候，ADHD 患者会说他们对很久以前发生的事情记得足够清晰，但是他们很难记住刚刚把东西放在哪里、别人刚刚对他们说了什么或者他们正要说什么。

他们可能会说，当他们在专注于一些事情时，很难再记住一件或几件其他事情。此外，患有 ADHD 的人经常抱怨他们在需要的时候，无法从既往的学习记忆中检索信息。

**6. 行为：** 监测和自我调节行为。很多 ADHD 患者，甚至那些没有多动症状的患者，在调节行为方面存在长期问题。他们通常在说什么、做什么以及思考方式上过于冲动，思维跳跃得过快而得出不准确的结论。ADHD 患者还在掌控周围的互动环境方面存在问题。当别人对他们刚刚说的话或做的事感到困惑、受伤或生气时，他们通常对此无法察觉，因而无法根据具体情况调整自己的行为。他们还经常报告说，在调节行动速度，即根据具体任务的需要放慢速度或加快速度方面存在长期困难。

在研究这个模型时，请记住，任何人使用这些执行功能的能力都取决于一个发育过程，这个过程从儿童早期就开始了，直到青少年晚期或 20 岁出头才全部完成。换句话说，这些认知功能是从儿童早期到成年早期的漫长发展过程中逐渐成熟和开始工作的。

这些执行功能所需的大脑基础设施发育非常缓慢。独立组织和启动任务的能力，持续专注于一项任务的能力，调节警觉性和记住一件事同时做另一件事的能力——所有这些能力和其他的执行功能在幼儿时期只以非常初级的形式发展。对于所有人来说，执行功能要经过近 20 年的逐步发展才能达到成熟。

ADHD 本质上是这 6 组执行功能的发育延迟或持续损害。在本章的后面，我将描述我们目前对 ADHD 病因的理解；关于 ADHD 在不同年龄的各种表现形式，请参阅我之前的两本书。

## 大脑中非常重要的中枢

杏仁核是大脑深处的一个小区域，是对任何感知、思考或想象的事物快速进行初始处理的主要场所。这个极其重要的中枢几乎与大脑皮质的所有区域都有联系，用来促进对当前的感知、想法和想象进行即刻的情绪评估（正面和负面）。然后，通过杏仁核输出的各种神经递质化学物质和激素，可以将这些情绪评估非常迅速地传递到大脑的各个部位，这些物质迅速刺激大脑内部，引起全身的反应[9]。

图 1.2 显示了灵长类杏仁核与大脑皮质其他区域之间的连接密度。杏仁核是大脑的情绪中枢之一，就像一个中转站，人体通过它，进行大量的信息处理。

图中央所示的杏仁核与大脑皮质 68 个区域中的 60 个直接相连，其中包括许多参与推理和高级决策的区域。没有其他大脑区域可以如此完整和直接地与其余部分相连接。在这种大脑连接矩阵中，情绪反应会被即时分配和调整。在杏仁核区域，某个瞬间，人们会对当时的特定感知或想法有多大的潜在吸引力或危险性做出初步评估。这些初步评估可能会或不会被重新考虑，并且可能会或不会采取随后的相应措施，具体回应方式取决于大脑其他部位对杏仁核初步评估的反应。

两个主要来源塑造了大脑对我们所见、所闻或所想的评价，分别是本能和来自过去经验的记忆。本能反应包括迅速从与危险有关的知觉中撤退，比如：当有一个大的、飞速移动的物体靠近人脸时，人会眨眼或者试着闪开；当闻到或者吃到腐烂的食物，会吐出来。同样，我们会本能地被那些似乎能给我们带来舒适或快乐的人或活动所吸引。

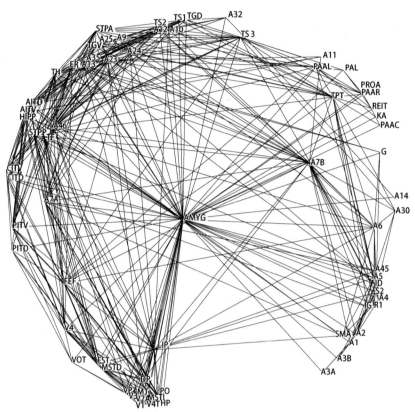

**图 1.2** 杏仁核与皮质大部分其他区域复杂而广泛的输出连接示意图

Source：Figure 9 from "Analysis of Connectivity：Neural Systems in the Cerebral Cortex," by M. P. Young, J. W. Scannell, G.A.P.C. Burns, and C. Blakemore, 1994, *Reviews in the Neurosciences*, 5, p. 243. Reprinted with permission from Walter de Gruyter GmbH.

大脑以惊人的速度进入情绪中心，这个中心可以储存和处理具有内嵌情绪的记忆（参见后面关于记忆和情绪的讨论）。它将人们所看到、听到、想到或想象的一切与相关的本能或记忆联系起来，这些本能或记忆提供了来自过去经历的线索。在情绪层面，这些记忆加深了感知和想法，于是直接或间接地引起了大脑的注意。

## "热"和"冷"执行功能

执行功能与情绪之间的关系是复杂的。一些研究人员提出，执行功能可以按照情绪强度的维度来分类；他们区分了热执行功能和冷执行功能，前者用于处理涉及相对较强情绪投入的任务，后者用于处理更抽象、情绪负担更轻的任务[10]。也有人认为，ADHD 多动 / 冲动症状存在更多热执行功能的损伤，而 ADHD 注意力不集中症状存在更多冷执行功能的损伤[11]。还有其他人认为，冷和热执行功能通常以整合的方式工作。本书中的示例说明了执行功能的冷热两方面在 ADHD 患者身上相互作用的复杂而动态的方式，而且这与亚型无关。

## 这一切都与情境有关：情境影响

在任何给定的任务中，导致"热" / 强烈参与或"冷" / 不感兴趣地参与的原因不是任务本身，而是人们在特定的时刻如何看待任务——包括他 / 她与任务相关的情绪。一名大学生可能距离教授规定的截止日期很久之前，就开始全神贯注地努力完成学期论文；而同一门课的另一个学生可能对此并不感兴趣，甚至不关心是否可以按时交论文。

这些情绪很容易改变。一直努力按时交论文的学生可能会突然对论文毫不在意，因为他此时变得心烦意乱，他的女朋友刚刚和他分手，现在正在和别人约会。那个对是否按时交论文并不在意的学生，如果知道不能按时上交论文可能关系到课程及格与否，或者不及格可能会使其丢掉在校足球队继续踢球的资格，他可能会突然间

23

变得对论文感兴趣，会努力按时上交论文。所以，随着一个人的处境和观点的变化，任何特定的任务都可能突然变得更热或更冷，或者他/她可能在极端的情绪兴趣之间摇摆不定。

有时，情绪并不以独立的情感实体而存在；它们总是镶嵌在感知、思想、感觉、图像或想象中，由特定的个体在特定的背景下，在特定的时间点进行评估——比如，对某一特定种族、民族背景或外貌的人，产生喜欢或不喜欢的感情，或对一些特定的色情图片或行为产生持久的兴趣或不适。但通常这些广义的情绪是可以追溯到一些特定的经历或事件的。某些人表现出的情绪范围更有限，似乎只专注于愤怒、内疚、渴望、骄傲等情绪的表达；这是他们更突出的、更容易引出和表达的情绪。但是大多数情况下，各种各样的情绪会附加或嵌入在特定的思想、感觉、知觉或想象的细节中。

然而，请注意，执行功能的能力并不是 ADHD 患者或其他人情绪体验的主要决定因素。情绪起源于婴儿期气质中的生物过程；它们在发育中逐渐成形，并由无数的生活经历所修正。发展心理学家杰罗姆·卡根的研究从婴儿一直观察到青春期，他描述并强调了：

> 每个孩子在出生时都带有不同的气质偏差……在某些特定的事件或情况下，表现的最初倾向有发声或安静、警觉或放松、易怒或微笑、精力充沛或昏昏欲睡。而父母的行为，同胞间的争斗，朋友间的友谊，老师的态度，对家庭、民族、宗教或国家的情感认同，甚至童年时期社区的大小，以上这些与大量的偶然事件相结合，来维持或改变（后者更为经常）早期偏差特征的相对强度和精确模式[12]。

每个人内在产生的情绪反应由其与生俱来的气质所塑造，并由他 / 她正在经历的生活所修正，以上通常被称为情绪体验的"自下而上"。本书提供了一些示例，这些示例中的人在气质到体验这一自下而上的情绪体验过程中千差万别。有些人天生容易焦虑，有些人则更容易因沮丧而放弃。但是，在这些故事中，我将强调 ADHD 患者情绪体验的"自上而下"方面：他们是否有能力利用他们的执行功能来识别、调节和回应复杂的情绪体验。这些自上向下的过程可以指导、塑造和改变人们对情况的感知和应对方式[13]。

## 记忆的重要性

要了解情绪在 ADHD 中的作用，必须了解情绪和记忆之间的紧密联系。大脑的情绪反应是由我们所看、所听、所想或想象的相关记忆所指导的。就像 Google 这样的搜索引擎可以立即找到与几个关键词相关的大量网址一样，大脑可以在几分之一秒内更快地选择与任何关键词相关联的特定片段和记忆簇。这些片段和记忆簇与给定的感知、思维或想象相关，并且每一段记忆都承载自己与之相关的情绪"负荷"。有些记忆直接来自于我们遥远或最近的实际经历，这看起来似乎是相关的；其他记忆可能不那么直接，它们可能来源于听过的故事或看过的电影，或者回忆起在类似情况下我们观察到的其他人所发生的事情。有些记忆带着恐惧或者羞耻的"负荷"，另一些记忆则带着欲望和吸引力，许多记忆因为情绪层次的多样和交融而变得复杂。

在没有任何意识的情况下，大脑会在几毫秒内自动评估传入的感知、想法或想象，并产生反应——跳回或者向前移动，继续纠缠或者直接忽视。通常这种初步评估不会引起明显反应，特定的刺激在当时看来既不有趣也不重要。而某些情况下，传入的感知促使我们产生更强烈或更持久的反应，这可能会引起有意识的觉察、想法和相关的记忆。

不管来源是什么，在这几毫秒内，大脑都会进行计算，并对信号的进一步接近和参与产生情绪负荷的反应。这个计算附加在相关记忆中的情绪权重的过程是一种神奇的机制，大脑通过该机制为每个经过的感知和思维分配效价、正性或负性价值，以及相对重要性。这些即时的、自动的情绪反应，无论强烈与否，都是大脑将注意力分配到特定的感知、想法、行动或情境，而忽略其他事物的基础[14]。

有些情绪是容易辨认、强烈而清晰的，但在更多的情况下，它们是微妙且融合，混乱且冲突，以及分层且序贯的。有些是简短和转瞬即逝的，另一些则是反复发生和长期的，但它们都由大脑产生，并根植于我们的感知和思想中。

每一段记忆都充满一种，或者更多时候是多种情绪，它们可能产生从微弱到压倒性的强度变化。有时，这些情绪与记忆轨迹的最初内容有特定的联系——比如，令人愉悦、尴尬和恐惧的情境。而与其他记忆相关的情绪可能在随后的内容里出现——比如，由于过去的想法或经历而产生的骄傲、内疚或怨恨感。正是我们无数相关记忆串上的情绪负荷，提供了神经科学家道奇所描述的"驱动、放大和减弱认知活动的能量水平"[15]。我们依靠工作记忆来提取相关信息和相关情绪，用来帮助我们判断情况，并指导我们应对日常生活中的无数任务和互动。然而，由于情绪不仅仅在意识层面上起作用，所以我们对这些过程的理解变得复杂。事实上，大多数情绪活动都超出了我们的意识范围。

# 无意识情绪的作用

很多人认为情绪仅仅涉及的是有意识的情绪，仅限于悲伤、愤怒、愉悦、担忧等可全然感知并且普遍能够识别的情绪。然而神经科学研究显示，可意识到的情绪仅仅是这众多情绪中的冰山一角，人类存在的众多情绪使人类可以完成各项执行功能。

## 不同意识层次的情绪

许多的情绪加工都在我们的意识范围之外进行，而意识不到的情绪往往是微妙、矛盾和复杂的。涉及活动及关系中的情绪通常难以评估，因为它们在多个意识层面上运行。通常，一个人有意识地认为某项任务十分重要，诚挚地认为自己会马上付诸行动并全力以赴，但实际上的行动并非如此。她有可能持续拖延，忙于其他并不重要的任务，或者反复被其他看上去似乎重要的事务打断，工作几乎没有进展。或者她主动开小差，联系朋友，上网，娱乐，或者睡觉。只有我们认识到这些情绪平时是没有被注意到的，而且往往是相互冲突的，这种矛盾才是有意义的。我们可能被这些我们甚至不知道其存在的情绪强烈地影响着。对于那些严重的 ADHD 患者，谈话疗法对于觉察他们的情绪和帮助他们走向康复来说是极为重要的。

神经科学家安东尼奥·达马西奥对于这些情绪对执行功能产生的无意识影响做了如下阐述：

情绪信号完全可以在意识的监测下运作。它可引起工作记忆、注意力和推理方面的变化，并基于经验使决策过程选择有利于最佳结局的行动。而个人可能从未意识到这一隐蔽的过程[16]。

另一位神经科学家约瑟夫·勒杜反驳道：

我们做的许多事情，包括对我们生活中情绪意义的评估，以及针对这些评估的情绪行为的表达并不取决于意识，也不取决于我们必然能意识到的那些过程[17]。

心理学家已证明，我们的大多数行为由我们没有意识到的情境因素在特定情境中塑造或启动。这些情境因素可能在我们根本没有意识到其影响的情况下，唤起、加重或减少各种情绪。一项研究显示，两组大学生完成一项简短的整理句子的写作任务后，在提交调查表的长时间等待过程中，与任务词汇量相同、任务内容只涉及礼貌用语的学生相比，那些任务中间接地涉及粗鲁词语/句子的大学生明显会更快地打搅实验者。这表明间接地涉及粗鲁或礼貌激活了不同的想法及情绪，从而使学生在受到挫败时表现得更礼貌或更粗鲁[18]。

## 自发，而不是压抑

这些影响倾向于是无意识的，不是精神分析意义上的压抑，而是现代意义上的"自发"。这指的是在特定情况下，不需要意识的指导，而出现迅速的态度、情绪或行为[19]。

有时决策更有意识，而且可能在很大程度上取决于人际关系的情况。我妻子和我曾有一次乘坐横渡大西洋的航班，空乘人员提供了新鲜出炉的巧克力曲奇饼干。我为了减肥而节食，我妻子想扮演食物警察的角色来提醒我什么不能吃。曲奇烤的时候闻起来很香，空乘人员从过道上走来提供曲奇的时候我妻子在我身边睡着了。如果我的妻子醒着，我当然会拒绝这美味的诱惑，并对我的自律感到自豪。但是，她睡着了，而我想要曲奇。简短的斗争之后，我不仅从空乘手里接受了我自己的一块曲奇，也为我睡着的妻子拿了一块。然后我快速地将两块曲奇都吃了，而且快速地归还了盘子来销毁证据。通常，我们的所作所为很大程度上取决于谁和我们在一起、他们又在干什么[20]。

精神分析医师强调了我们同时经历的多种层次的情绪，只有一些能在特定的时间被我们意识到。你可能强烈地厌恶你老朋友的一个新朋友，对这位新朋友的兴趣、外表、能力做出批判的评论，后来才意识到强烈的厌恶是因为嫉妒或担心这个新朋友可能会让你失去和老朋友的亲密关系。另一方面，你对这个新人的敌意也可能掩盖对其的喜爱之情。对人或工作等存在矛盾情绪，或者情绪在两个极端之间来回变化都是非常常见的，尤其是在亲密关系里。

> 不论是否患有 ADHD，对人或工作存在矛盾的情绪或者没有被意识到的情绪，对任何人来说都是很常见的。但是对于 ADHD 患者，掌控这些复杂的情绪及受其影响的任务和关系则尤为困难。

在面对工作时，这些矛盾的情绪仍有可能出现。你可能很希望努力学习，以取得期末论文的好成绩，但这也不排除你不想在论文中付出努力的可能性，比如因为布置论文的老师没有提供帮助，或者你父母一直过于坚持提醒你做好这件事的重要性，或者你希望你的同学会提交更好的论文。

不论是否患有 ADHD，对人和工作存在矛盾的情绪或者没有意识到的情绪，对任何人来说都是很常见的。但是，就像书中这些故事所说的，相比同龄人，掌控这些复杂的情绪及受其影响的任务及关系，对 ADHD 患者而言更为困难。

## ADHD 患者受损的大脑是如何影响情绪处理的?

> 有时 ADHD 患者的工作记忆受损会让瞬时的情绪变得非常强烈，从而使人被一种情绪占据，不能处理与情境相关的其他情绪、事实和记忆。

情绪在 ADHD 患者的长期困难中起关键作用的主要方式有两种，两种都与工作记忆受损有关——有限的记忆容量与同时使用多个充满情绪的信息。有时 ADHD 患者工作记忆的损害会让某一瞬时的情绪变得太过强烈，从而使人被一种情绪占据，不能处理与情境相关的其他情绪、事实和记忆。而其他时候，ADHD 患者工作记忆的损害让其对某一特定情绪的重要性敏感度不足，原因是他 / 她没有充分考虑其他相关信息，也没有将其纳入对情境的评估中。要了解在 ADHD 患者中这些情绪问题是如何以及为什么变得更加复杂的，有必要先简要回顾一下目前已知的大脑中导致 ADHD 损害的问题。

# ADHD 大脑的结构和化学损害

近些年，神经科学领域的研究证明，与同龄人相比，ADHD 患者存在大脑发育和功能方面四部分的不同，包括大脑连接受损、大脑节律协调受损、大脑发育迟缓、脑化学动力学变异。对于 ADHD 患者，任一或所有的这些损害都会与执行功能及相关的情绪复杂性损害有关。

## 大脑连接受损

ADHD 患者与大多数人相比，携带情绪及大脑功能其他方面信息的神经网络系统往往受到一定限制。多年前，大部分科学家认为 ADHD 造成的损害主要是因为特定脑区的问题，尤其是前额皮质。但是，新技术显示，一些 ADHD 患者的损害可能与支持大脑不同区域间互动交流的纤维网络关系更密切[21]。

大脑区域之间的一种交流是通过被称为白质的连接进行的。这些密集的纤维网络，大部分深埋在大脑中，能快速地将信息从大脑的一个区域传递到另一个区域。其中一些非常短，不足 1 英寸（译者注：1 英寸 = 2.54 cm），其他纤维延伸的要长得多。大脑中白质的体积很大。如果将 20 岁男性大脑中的所有白质纤维首尾相连，那么它们的长度将超过 10.9 万英里（17.6 万千米）[22]。

影像学研究发现了儿童、青少年及成年 ADHD 患者中脑白质结构的异常。这些异常可能解释其中一些个体存在的困难——比如，记住一件事的同时做其他事情[23]。一项研究发现，哌甲酯，一种治疗 ADHD 的药品，在 ADHD 患者完成指定任务时，可以使他们的动机和奖赏网络中的连接受限正常化[24]。

## 大脑节律协调受损

大脑对情绪调节、注意力和记忆等至关重要的活动进行协调和同步化的一个重要方式是通过神经细胞群中振荡速度和节奏的动态变化进行的。近期研究表明，当成人的大脑并未忙于特定的任务时，它并不关闭，而是进入一个相对缓慢震荡的默认模式，从而在大脑内的一个网络区域内变得协调。在这种模式下，意识倾向于没有焦点地漫游，同时大脑中无意识的部位以组织和集成信息的方式激活。当我们面临需要注意的任务时，这个默认的漫游模式就应该关掉。否则的话，我们就不会那么警觉，就会反应变慢，间断觉得昏昏沉沉，容易犯更多的错误[25]。

影像学研究发现，ADHD 患者会在支持默认网络的协调功能的脑区存在更多连接异常。研究也表明，在参加需要更积极注意力的任务时，与同龄人相比，ADHD 患者更难以关闭默认模式[26]。也有研究表明，用于治疗 ADHD 的中枢兴奋剂显著提高了 ADHD 儿童和青少年抑制默认模式的能力，使他们能够更充分地注意分配给他们的任务[27]。

## 大脑发育迟缓

一些 ADHD 患者的执行功能损害只是发育延迟。我们在日常生活中管理情绪和活动所依赖的认知功能在儿童时期还没有完全发育，这些执行功能是人类大脑中发育最慢的部分。执行功能所依赖的大脑基础设施发展非常缓慢，直到青春期晚期或成年早期才达到成熟的功能水平。

执行功能受损的方式很多——比如外伤或疾病——但这些类型的损害通常发生在那些执行功能原本正常，由于脑组织受损而导致异常的人。ADHD 现在被理解为执行功能的发育障碍，即大脑中支持执行功能的神经网络没有像其他同龄人一样展开和"上线"。

一项影像学研究对比了 200 多个诊断为 ADHD 的儿童及匹配的对照组，在儿童期和青少年期进行了重复的大脑扫描。研究报告称，平均而言，在执行功能相关的大脑网络成熟方面，ADHD 儿童相比同龄人有 3 ～ 5 岁的延迟。而大脑中其他结构的发育速度似乎与同年龄组的大多数人相同[28]。

这种延迟导致许多 ADHD 患者在儿童和青少年时期就出现问题，完成与执行功能相关的任务时成熟度明显低于同龄人，管理相关情绪的能力也不如同龄人。对于许多但并非全部的 ADHD 患者来说，发育可能大约在成年早期赶上来。当然，问题在于，在执行功能发育不成熟的那些年里——教育和为成年生活做准备的关键期——一个人的学历、人际关系和自尊都会受到极大损害。在这些重要的自我管理功能方面经历发育延迟的人往往会承受重大的长期后果，那些执行功能似乎永远都没有发育完全的 ADHD 患者同样如此。

## 脑化学动力学

ADHD 不仅与大脑结构和连接的发育异常有关。ADHD 执行功能损害的另一个非常重要的方面与大脑中产生的神经递质化学物质的动力学有关。这些化学物质促进神经元网络内部及之间的交流，神经元网络是大脑的线路。大量研究表明，ADHD 是两种关键的神经递质释放和再吸收不足的结果[29]。通常人们认为 ADHD 是大脑化学物质"平衡"的问题。这听起来像是大脑内或者周围的液体中，某种物质与其他物质的比例问题，就好像 ADHD 的问题仅仅是汤里的盐太多或者太少了。

实际上，ADHD 患者大脑中的问题并不是全然的化学物质失衡，而是复杂的神经网络中微小神经元的无穷小的连接中两种特定的化学物质释放和再吸收的问题。为弥补 ADHD 特征性的执行功能损害，药物治疗经常有效，虽然并不总是有效的。大量研究证明了中枢兴奋剂和一些其他非中枢兴奋剂的药物在减轻 ADHD 症状方面的有效性[30]。

近来，研究者将研究领域拓展到评估这些药物在更多与 ADHD 有关的执行功能领域的作用。实验研究表明，中枢兴奋剂提高 ADHD 儿童利用工作记忆和为延迟奖赏而努力的能力[31]。自评数据表明，当接受中枢兴奋剂治疗时，ADHD 患者包括情绪调节在内的广泛的执行功能受损都得到了显著改善，然而几乎没有关于中枢兴奋剂的研究强调了药物对情绪表达的影响，或者涉及情绪影响执行功能的多种方式[32]。功能磁共振研究表明，中枢兴奋剂能"正常化"ADHD 儿童注意和动机网络的激活和功能连接；但这些研究只是一个提示，仍需要更多的研究来区分这些治疗对执行功能情绪方面的影响[33]。

近期一项应用脑电图的研究表明，作为药物治疗的替代或者补充，奖赏激励在促进工作效能的同时，还可以激活大脑活动或使大脑的活动模式正常化。然而，为了产生这种有益的效果，奖赏激励需要显著，并在现场立即实施[34]。之前的一项研究表明，

金钱激励和中枢兴奋剂都能改善 ADHD 儿童在长久、枯燥的任务
中的表现，尽管药物效果更强和更持久 [35]。这些研究和其他研究表
明，药物治疗和即刻获得奖励，包括社会奖励，都能改善 ADHD
患者在执行功能任务中的表现，而这些任务都显著地受到情绪因素
的影响 [36]。

## 额外的精神障碍

ADHD 患者往往同时存在其他严重问题。就算早期没有，许多
ADHD 患者在青少年或成年期也会出现学习障碍或其他精神障碍。
我写了两本书，又编辑了一本，都阐述了这些额外的损害已严重到
足以诊断为一个或多个共患疾病，包括睡眠障碍、焦虑障碍、情感
障碍、特殊的学习障碍、强迫障碍、物质使用障碍、孤独症谱系障
碍，或者这些疾病的组合。这些共患疾病的大多数也涉及具体的自
下而上和自上而下的情绪管理问题 [37]。

本书描述的所有人都不得不与这些相互影响的复杂组合做斗争。
大多数情况下，恰当的治疗不仅包括对 ADHD 的治疗，也包括对共
患疾病的治疗。

## ADHD 患者常见的情绪问题

本书即将讲述的故事提供了许多有意识和无意识的情绪塑造态
度和行为的例子。下文将描述其中一些情绪问题，它们发生在那些
被 ADHD 困扰的青少年和成年人的经历中。

## 极端反应

当父母拒绝一个青少年 ADHD 患者在与他认为很重要的朋友聚会时用车，他可能会暴跳如雷。许多青少年在这种情况下可能会反复争吵，大声抱怨、咒骂，变得郁郁寡欢，但大多数不会升级为扔东西，推搡或打父母，或者在墙上戳一个洞。未患有 ADHD 的青少年可能暂时性地考虑采取这些极端的反应，但通常会控制住这些行为，尽管一时愤怒，但他知道这是他所爱和依赖的父母。

此外，大多数青少年可能能够意识到，那些更极端的反应可能会带来更严厉的惩罚。当一个典型的青少年估量这样的情况时，他的工作记忆通常会把这些预期和情绪纳入他每时每刻的计算中——很少思考或没有意识层面的思考——让他自己在更大的格局中评估当下的情境，从而保持一个合理的观点，调节他的愤怒，规范他的行为。

在下面的章节，你会看到这样的例子：被某种情绪淹没，从而忽视其他相关事实和情感。比如，马丁沉浸在尴尬之中，这使他持续拒绝接近对他失望的教授，也不愿与之谈话（第 4 章）；卡伦极度害怕让父母失望，这使她迟迟不愿告诉父母，她无法开始学习重新进入大学所需的课程（第 3 章）。

## 忽视情感信息：工作记忆的重要性

相反的极端例子可能在成年 ADHD 患者中出现：早晨闹钟响起，提示需要起床并准备去上班。人的最初反应可能是暂时醒来，然后按下小睡按钮，继续睡几分钟。她可能因为把工作带回家，或者与家人或朋友长时间争吵而熬夜了。不管怎么说，当闹铃再次响起时，她关掉闹铃，翻个身，继续香甜的睡眠。她完全不被闹铃打扰，也不记得她的上司最近警告她，说她上班经常迟到，如果这种情况继续下去，可能危及她的工作。在她醒来关掉闹钟的那一刻，她受损的工作记忆并没有通过回忆上司的警告来保护她。她过去的经历和对失去工作的恐惧不足以帮助她克服此刻想要多睡一会儿的强烈愿望。

就像你在第 8 章看到的，史蒂夫的工作记忆一再衰退，因为他没有记住他的上司关于上班迟到的警告。每天，他都沉浸于回复电子邮件或反复听 CD，忽略了该上班的时间，完全忘记了上司警告的重要性。与此类似，在第 12 章中，詹姆斯的工作记忆没有让他保持足够的警觉，以至于忘记了自己迫切想要完成学期论文的愿望，而这会威胁到他在大学的地位。每当他坐在电脑前，他只会记得可以让他减压的游戏，沉浸在幻想暴力的乐趣中。这两个例子都是太过于活在当下，忘记了过去，也忘了将来的目标。

工作记忆很重要，不仅在于它可以帮助我们在离家的时候记得锁门，或记住要拨打的电话号码，它也是大脑的搜索引擎。在日常数不清的情况下，它会自动提取相关的记忆以及相关的情感权重，帮助我们每时每刻决策相互冲突的愿望以及它们所伴随的情感的优先级别。当工作记忆的作用发挥得当时，它帮助我们做出明智的决策，即我们要做什么以及什么时候做。但是，对于 ADHD 患者，工作记忆常常没有发挥作用，导致他们没有意识到情绪权重，而情绪权重在日常生活的决策中很重要。

工作记忆有意识或无意识地带来了我们所需要的情感能量，从而帮助我们：

- 组织并为任务做准备
- 在需要时维持和转移注意力

- 为完成任务保持警觉和努力
- 引导自上而下的控制来调节情绪反应
- 编码并提取学到的信息
- 监测和调控行为

> 工作记忆不足会导致 ADHD 患者无法充分关注在指导思维和行为方面发挥着关键作用的多种情绪，或者这些情绪会被一种特定的情绪所掩盖。

工作记忆的损害是导致本书描述的个体陷入困境的主要因素。如本章前面所述，工作记忆不足会导致 ADHD 患者无法充分关注在指导思维和行为方面发挥着关键作用的多种情绪，或者不能正确考虑其他与情绪相关的想法，导致这些情绪被一种特定的情绪所掩盖。

接下来的章节将提供一些例子，说明我们需要牢记许多不断变化的优先级，关注当前多重因素的情感权重——对个体的重要性，以及每一个因素在较长时间、几天或更长时间内的相对重要性。我们依靠工作记忆来帮助我们记住更大的场面（日常生活中更大的场景），以及与我们的决策相关的各种情绪。

当詹姆斯忙于玩电子游戏的时候，他熟练地注意到荧幕上许多地方的动作，评估并应对他的替身的多种潜在威胁和机遇。然而，第二天课堂上要完成论文，在玩电脑之前他对此存在紧迫感，但玩的时候却忘了。埃里克（第2章）突然想起他见朋友要迟到了，他快速跳进车里，在结冰的路上开得太快，心里只想着不要让朋友们等待，却忘记了在结冰路上超速的危险，最后他的车滑出路面，掉进沟里。

心理学家通常通过让患者听一串数字，然后按相反的顺序重复这些数字来测量工作记忆。当超过 3 或 4 个数字时，多数 ADHD 患者不能完成任务。但是数字广度测试并没有评估我此处讨论的关于工作记忆的更重要的功能：记住日常生活中需要关注的各种任务、行动、风险和机会的相对重要性——相对重要性包括即时的或者长期的情绪意义。

## 家庭压力

本书中的故事呈现了 ADHD 患者给自己和家庭造成慢性压力的多种方式。有时压力来源于家庭成员间的冲突。比如，ADHD 患儿的同胞经常生活在长期的沮丧、内疚、担忧和愤怒中，因为他们经常与兄弟姐妹发生日常争吵。有时，因为 ADHD 患儿拥有太多的关注和特权，他们的同胞会心怀怨恨[38]。

> ADHD 患儿的父母往往压力过大，彼此之间可能呈现对立状态。经常是一位家长扮演"踢屁股"的角色，每当孩子没做该做的事情时会质问孩子。同时，另一位家长可能扮演"棉花糖"，反复为不恰当的行为寻找借口。

ADHD 患儿的父母往往压力过大，彼此之间可能呈现对立状态，反复争论如何最好地应对和处理他们的孩子或 ADHD 患儿。经常是一位家长扮演"踢屁股"的角色，每当孩子没做该做的事情时会质问孩子。同时，另一位家长可能扮演"棉花糖"，反复为不恰当的行为寻找借口，或者支持、鼓励孩子，试图安排他人调整他们的期望和行为，以适应 ADHD 患儿的明显需求或愿望。

为充分了解并有效治疗 ADHD 患者，我们还需要了解患者现在和过去的家庭背景，每位家庭成员可能面对和应对的长期动力和压力。这本书中的大部分故事都展示了被确诊的患者是如何在他们的家庭中制造和应对压力的，它们也说明了 ADHD 患者情感互动和人际关系动态的复杂性。

## 长期压力和"意志力假设"的负担

使这些非常聪明的人情绪变得复杂的一个反复出现的因素是，他们的父母、祖父母、老师甚至他们本身对自己的期待，与未能满足期待之间持续存在的差异。这些患者中的大多数人从童年早期起就一直处于挣扎状态，他们认为自己非常聪明、有才华，但同时又认为自己是令人失望的失败者，从而无法对他们的期望"履行诺言"。一些人则在童年就非常成功，在小学阶段获得了很高的成绩和好评，但在面对不断升级的初中、高中和高等教育的要求时，他们变得难以应付，因此逐渐失去了地位和自尊。

书中故事里每位患者都在反复经历鲜明的对比：他们在一些自己感兴趣的特定活动中，表现出令人印象深刻的智慧、努力和成就，而在其他对未来有长期发展前景的、明显很重要的活动中，则不能持续努力，因此成绩很差。通常情况下，他们的父母、老师和其他"伯乐"会敦促、哄骗和迫使他们锻炼"意志力"，以在那些能显著改善他们未来生活的选项中展示同样的力量、努力和成功。大多数情况下，那些患有 ADHD 的人加入了批评自己的行列，因为他们总是不能"让自己去做"。这些善意的批评者和深有罪恶感的被批评者错误地认为：ADHD 的症状可以通过足够的决心和反复的意志力锻炼克服。

　　除了遗传因素，家庭不会导致任何人患 ADHD。但是，如果家庭成员并不完全理解疾病的本质，或者错误地认为 ADHD 的损害可以通过意志力克服，从而倾向于用严厉和反复的批评来惩罚患者，这会加剧患者的困难。因为，这样的批评很容易内化，由此产生的羞愧、怨恨、挫折和自我厌恶感会不断回荡在 ADHD 患者的记忆中。即使与 ADHD 患者一起工作和生活的人意识到这一点，他们也常常感到沮丧，因为他们反复遇到长期的迟到、计划不周、过度健忘、经常说谎，以及无法兑现承诺，因此而反复失望。对他们来说，忍住批评是不容易的。

　　一个人专注于某项非常重要的任务，却在最后期限到来的前一分钟才去调动自己高效完成，而不能以恰当和及时的方式合理规划，这对很多人来说难以理解。很多人不明白，当人面临一项有强烈而直接的兴趣去完成的任务，要么是因为他真的很喜欢，要么是他担心未完成任务所带来的不良后果，因此大脑的化学物质会快速发生变化，从而使整个人被调动起来。但是很多人不知道，这种大脑化学物质的改变从来都不是自愿的。ADHD 看起来是意志力衰退的问题，但实际上是与情绪、工作记忆和大脑化学物质相关的动力学问题。

## 谴责受害者

　　未能理解 ADHD 的这一基本事实——它似乎是缺乏意志力，而实际并不是——通常会导致受害者被谴责。这既体现在 ADHD

患者的自责中，也表现在家庭成员、老师、朋友或雇主微妙或不太微妙的反应中。当我们不明白问题的原因时，我们倾向于认为由此导致的不幸在某种程度上是受害人的过错。在 19 世纪早期，纽约市发生了大规模的霍乱疫情。当时霍乱的原因不明，但是在 1832年，数以千计看起来健康的成人和儿童突然出现严重的腹泻和呕吐，经常在入院不到一天内死去。由于这种疾病在城市的低收入群体中最严重，许多人将疫情归咎于居住在那里的非裔美国人和移民爱尔兰天主教徒。纽约的名人约翰·宾塔（John Pintard）在那时写道："患病的人必须治愈或者死亡，并且鉴于他们是城市的渣滓，他们消失得越快，疾病就会越快地消失。"对霍乱的病因缺乏恰当的了解，宾塔和当时许多其他人认为是患者的错误。到 1854 年，伦敦的一名医生发现霍乱并不是因为被感染者的错误，而是在受污染的水中发现的细菌引起的 [39]。

> 未能理解 ADHD 的这一基本事实——似乎缺乏意志力，而实际并不是——通常会导致受害者被谴责。这既体现在 ADHD 的自责中，也表现在家庭成员、老师、朋友或雇主微妙或不太微妙的反应中。

与霍乱不同，ADHD 并不威胁生命。但是那些在他们的孩子、配偶、学生、员工、同事、朋友身上发现这些慢性损害的人，却很难不这样假设：要是一个人很好地专注于喜欢的活动，就会锻炼出充分的意志力，这样的话，他 / 她当然可以在许多其他重要的任务上表现得更好。就像在 19 世纪初霍乱病因不明时的情况一样，许多专业或者非专业人士并没有理解到，由于基因所致的大脑发育迟缓，无数突触的神经传导效率低下，以及脑区之间的功能连接受损才是 ADHD 的原因。因此，大多数 ADHD 患者都经历了关于疾病及其治疗合理性的质疑，同时也经历了他人和自己的责备。

（李静 译，程嘉 孙黎 校）

# 2
## 5

## 埃里克

> 我就读于一所很好的大学，我希望在大学里能够表现得很好，但就是无法让自己积极地去完成各项工作。高中的时候，我真的表现挺好的，而现在，成绩一落千丈。我花了太多的时间和女朋友一起闲逛、抽大麻。我尝试了一些 ADHD 的治疗药物，但是它们让我变得紧张不安。
>
> ——20 岁的大学生

埃里克在向我解释他为什么在大学第二年被退学的时候，带着迷人的微笑，语速很快。"很简单，"他说，"我花了太多的时间和女朋友在一起，抽了太多的大麻，没有完成功课，还抑郁了，最后我只能休学。"为了避免被开除，埃里克采取了病休。现在，他和父母一起在我的诊室，要求评估和治疗。很明显，他很受挫。他说："我就读于一所很好的大学，我希望在大学里能够表现得很好，但就是无法让自己积极地去完成各项工作。"我们达成一致，从强化治疗开始，分成技能发展和心理治疗。随着治疗的推进，他的问题被逐渐展开，很清晰的一点是，他失败背后的原因没有那么简单。他所表现出来的大麻过度使用、抑郁症状等问题只不过是他在与不安全感、挫折、焦虑和羞愧抗争时所展现出来的冰山一角，而这些已经对他的身体、自尊和学业造成了严重的负面影响。

埃里克是一个极其聪明的年轻人。他的智商（IQ）得分排在第97百分位，接近优秀范围的顶尖。他很可爱，深受老师和同伴的喜爱。在竞争非常激烈的高中，他曾经是出色的足球和网球运动员。当七年级时被诊断 ADHD 后，埃里克曾经尝试了所有可能的 ADHD 药物，但是遭遇了严重的、不可耐受的副作用，使得他不得不停掉这些药物。他持续存在的 ADHD 症状主要表现为完成家庭作业时的长期困难。每天放学后，他的妈妈要花上好几个小时的时间集中用于指导他的家庭作业。直到十年级的时候，他开始明显地叛逆、反抗，他父母认为需要有人来帮忙处理这项压力极大的工作。每天晚上的争论和辱骂实在是太让人精疲力尽了。

为了处理这些问题，从十一年级开始，埃里克的父母给他找了一个家庭教师，每周五天，帮助他组织并集中精力处理家庭作业。在这样的支持下，在极具挑战的高中课程中，他表现得很好。埃里克标准测验的分数在前 5%，即使在 ADHD 未治疗的情况下，他高中课程的成绩通常都是 A，偶尔得 B。出色的高中成绩帮助他进入了一所非常好的大学。

在进入大学第一年后不久，埃里克碰到了一个高年级的学生珍妮。他形容她非常聪明、努力，完成学校作业时自律性特别好。他参加了大部分的课程，但是很少做作业，每天晚上几乎都和珍妮在一起，并且住在珍妮校外的公寓里。在珍妮积极的鼓励和帮助下，他规律去上课，能够赶上大部分的作业。在第一学年末，珍妮结束了他们之间的关系，告诉埃里克，他对作业太不负责任，不够严肃认真，而且不够自立。几周之后，可能因为应激，埃里克因为严重的溃疡性结肠炎发作住院了两周。这之后，他被要求每天服用处方药以预防胃肠道问题。

和家人度过暑假之后，埃里克回到学校开始第二学年的生活。他加入了一个兄弟会。在这里，他表面上找到了一个男性朋友的团体，但是需要花费很多时间搞活动，而且对学业没有太大帮助。他的成绩一落千丈。他从来都没有决定致力于兄弟会，而且很少花时间和兄弟会的哥们儿互动。

很快，他碰到了一个年轻女孩洛娜。这个女孩后来由于苯二氮䓬类药物（抗焦虑药物）和大麻的依赖出现了严重的情绪问题。洛娜搬进了他的房间。在空闲时间，他们几乎都待在一起，通常每天吸4～6次大麻，每天看很多电视，不出去和其他人交流。两个人都很少做作业。有段时间，埃里克会起床去上早上的课，而且在几个老师充满活力、对他很有吸引力的课程中，他确实表现得还不错。但其他课程远远落后，并使他感到羞愧，他不再去上课，因为他担心教授可能会问起他落下的作业。

这种情况持续到第二学期，此时埃里克的功课已落下太多，以至于他不得不退出一些课程，防止出现不及格。这种无望的学业状态让埃里克变得越来越沮丧，同时他和洛娜的关系既让他觉得安慰又觉得受困。洛娜变得情感空虚，当埃里克没有和她一起待在屋里的时候，洛娜会变得非常不安。很快，洛娜的成瘾和情绪问题逐渐升级，直到她不得不采取病休。在埃里克大二春假之后，洛娜离开了大学。失去了形影不离的伴侣，埃里克变得更加沮丧，吸食大麻越来越严重。他不得不退出了两门课程，并且很快意识到他无法完成本学期的学业了。这也导致他被建议因病休学。

接下来的几周，埃里克经历了结肠出血的严重发作，需要住院。在医院里，他吐露，在过去的几个月里，他并没有按照要求每日服用药物以预防复发。他丢了药方，觉得很羞愧，不愿意联系医生再要一份。在那次出院后不久，埃里克就和他的父母一起来找我咨询了。

## 害怕独处

在埃里克讲述他故事的时候，我被他高中时出色的表现与大学期间学业急剧下降之间的强烈对比深深触动了。很显然，他存在大麻过度使用问题，毫无疑问，这个问题使他缺乏完成学业的动机；然而，它同时也帮助他缓解了离开家开始大学生活的焦虑。更明显的是，他很快对珍妮和后来的洛娜产生了依恋。和珍妮在一起的时候，他能够保持规律的作息，使用大麻也有限度，大部分作业能够完成，就像他高中时在家一样，每天有妈妈以及后来的家庭教师强化指导。很显然，埃里克日常交往中需要一段密切的、支持性的关系来弥补他离家之后所缺乏的支持，帮助他保持努力，在大学里立足。他失去了珍妮，因为他的过度依赖给珍妮造成了负担。

当埃里克在第二个秋季学期返回学校的时候，他很快对洛娜产生了依恋。洛娜所需要的密切、专一的依恋关系正好符合埃里克所需要的密切、可预测、稳定的伴侣关系。在接下来的交谈中，埃里克解释道，当没有人能够每天大部分时间陪着他时，他会感到强烈的无聊、坐立不安和孤独。洛娜成了那个人，成了他所痛苦和害怕的孤独的解药。

住在家里的时候，埃里克有父母、两个同胞弟妹，还有几个密友。从儿童早期开始，他几乎大部分时间都和他们在一起。同时，他每天还要花几个小时的时间和他的家庭教师接触，这位家庭教师是一个刚毕业不久的大学生。埃里克讲述了他的家庭教师如何陪伴和监督他的家庭作业和学习，同时在帮助他完成高中作业方面发挥了巨大的作用。家庭教师经常在埃里克的文章和论文撰写中做得太多，以至于家庭教师才是真正的作者，而不是埃里克。虽然如此，埃里克在小考核测验中的表现一直很好，这些时候，家庭教师可以帮助他准备，但是却不能替他完成。

> 埃里克必须不停地四处运动，保持活跃，因为他还没有能力去认知和处理无法抵抗的坐立不安的感觉和对被拒绝的过度恐惧。

尽管埃里克的智商很高，但是却无法保持足够的动机去工作。他对自身的强烈焦虑使得他必须寻求持续的日常支持，从而帮助他维持高中时那样的高学业水平。他说长期以来，他都很难集中精力去听课或者阅读，无法在课堂上记笔记，即使是很短的阅读作业，完成起来也很费劲。在独立完成作业的时候，即使每次很短的几分钟时间，他也很难自己一个人坐着完成。在家的时候，除了单独学习以外，他经常跳进车里，然后开很长时间来解闷。他必须依赖于不停地四处运动，保持活跃，因为他还没有能力去认知和处理无法抵抗的坐立不安的感觉和对被拒绝的过度恐惧。

## 环境变化

大多数患有 ADHD 的学生在药物的帮助下功能良好，而埃里克无法服用可用的 ADHD 药物，因此需要密集的个人指导以帮助他将聪明才智应用到学业中去。高中的时候，埃里克有来自于家庭和家庭教师的强力支持。在整个学年中，他还经常参加体育运动，通常放学后到晚上 7 点才回家；他从教练和同伴那里经常得到鼓励，他们能够认知到在一些运动和校际间的数学竞赛中，他表现出来的力量和技巧令人钦佩。他有确定的朋友圈，在高中的最后两年，他每天还从家庭教师那里得到针对性的支持。在这样强力支持的环境下，埃里克通常有成就感，除了写论文以外，能够在各方面茁壮成长。

在大学这样的新环境下，失去了高中时所依赖的各方支持，埃里克感到越来越强烈的不安全感和孤独感，这种感觉加剧了他的坐立不安。在这样的环境下，不舒服的感觉涌满埃里克的脑海。他需要学习认识和接受这些恐惧，这样他才能够逐渐以一种较少的自我挫败感的方式与它们共处。

大学是一个完全不同的环境。当埃里克离开家开始大学生活的时候，他经历了支持力量的大规模流失，从情感到实践。在学业和社交关系中，他都感到孤独和不安全。珍妮对埃里克的学习给予了一定的支持，给予了他所期望的亲密伴侣关系，但是她无法忍受埃里克的过度依赖，最终抛弃了他。洛娜，很聪明但是情感空虚，无法在埃里克的学业中提供任何帮助。洛娜确实给予了他亲密的伴侣关系，但代价是剥夺了他与朋友的接触。在大学这样的新环境下，失去了高中时所依赖的各方支持，埃里克感到越来越强烈的不安全感和孤独感，这种感觉加剧了他的坐立不安。在这样的环境下，不舒服的感觉涌满埃里克的脑海。他需要学习认识和接受这些恐惧，这样他才能够逐渐以一种较少的自我挫败感的方式与它们共处。

有些人认为 ADHD 就是你携带的一个肿瘤，无论情境如何变化，都毫无改变。这种观点代表了社会心理学家所说的"基本归因错误"，即倾向于认为一个人的行为是由他 / 她自身的某种因素所塑造的，这种假设没有承认（外界）多种环境因素的综合作用可以塑造一个人的情感和行为。比如，当旅客们正从一架晚点的飞机上下来，这时候，一个从别人身边挤过去的人可能会被认为是粗鲁和自私的；然而，如果空乘人员广播说一些旅客需要尽快地下飞机以便换乘到另一架海外航班上，那么这些着急下飞机的行为就会被同情，被认为是对特殊情况的反应，而不会被认为是粗鲁。

环境对每个人都有很大的影响，这对 ADHD 患者来说尤为重要。环境能够增强自信和满足感，也可能加剧恐惧和自我意识。特别是成人早期的过渡期，大部分 ADHD 患者都强烈依赖于支持性的社交和情绪环境，以发展他们晚熟的管理自我日常生活的能力。患有 ADHD 的学生通常会说，当他们和工作高效的人在一起时，就可以高效地工作，但是自己独处的时候却不行。有些人发现，只要有人和他一起待在屋里，就能增加他们启动任务并努力完成任务的能力。同样，如果他们与对学业不感兴趣或者派对很多的人在一起，他们也会减少工作时间，增加派对的时间。这主要取决于你跟谁在一起！

当埃里克在我这儿开始治疗时，我们达成一致，要从改变他的环境开始。他搬离了家，住在离我办公室很近的一座公寓里，在那里他可以通过强化治疗有一个新的开始，也可以在另一所大学上一些课程。那个时候他也同意不再使用大麻，至少暂时不会，而且要缩减他每天和前女友洛娜频繁打电话、发信息的时间，自从洛娜休学待在家里，他这几个月一直这样。

## 害怕难堪或被拒绝

刚开始的时候，关于停掉之前严重过量的大麻使用，埃里克没有什么问题；然而，在缩减和洛娜打电话、发信息上，他很迟疑。他说，在过去的几个月被洛娜频繁的电话和短信搞得压力很大，但是又不敢完全中断他们之间的关系，"因为我不知道是否还会有另一个女孩那么在意我"。

开始的时候，我以为他在开玩笑。他是个英俊、风趣、有魅力的年轻人，拥有迷人的微笑、优雅的举止和出色的交谈能力。大部分见到他的人都会认为他非常有吸引力。然而，埃里克清楚地表示，长期以来，他都非常担心其他人不会真正地喜欢他，无论是男性还是女性。"我通常认为，他们说很喜欢我或者表现得很友好只是在表演，因为他们为我感到难过，不希望伤害我的感情。"

某天，埃里克和我在一起的时候，出现了这种情况。他刚给一个女孩回了信息，这个女孩发信息邀请他一起去参加一个派对。当这个女孩 10 分钟内还没有回复他的信息时，埃里克明显变得紧张、心神不宁、踱来踱去，重复地说："我猜她根本就不是真的想让我和她一起去。她可能已经找到其他人了。"然后埃里克给我举了很多例子，自童年早期以来他如何和恐惧做斗争，恐惧别人不喜欢他或者认为他"整个土里土气的"。"我通常很害怕要求别人和我一起做事。我会一直等到别人来问我，尽管我实际上很想和他们一起去。并且，我非常害怕给别人打电话。我通常认为他们正在忙其他比我更重要的事。这让我紧张不安，以至于我觉得我都要吐了。"

虽然在一个小时之后，他收到了女孩肯定答复的信息，并且明显地高兴和放松了，但是他仍然执着于女孩是否真的希望他一起去这个问题。后来，他告诉我他们的约会很好玩，女孩说希望能够再次和他在一起。然而埃里克向我解释说，这种情况下，他只有提前喝几杯啤酒以后才能放松下来，并且整个夜晚还要再喝一些。数天之后，他又沉浸在怀疑当中，怀疑女孩在说"希望再次见到他"的时候是否是诚实的。

经历了多次这样的情形之后，我逐渐清楚，埃里克长期以来遭受严重社交恐怖的困扰。当他依恋于珍妮以及后来的洛娜时，他感觉很安全，因为他们每天在一起，让他不用再担心见新的人，让他消除疑虑，至少在她离开之前确定有人愿意和他在一起。与一个亲密的朋友保持密切的友谊关系是埃里克保护自己、避免潜在的社交焦虑的一种方式。

对于埃里克来说，对尴尬或"不被喜欢"的焦虑不仅仅局限在约会这样的场景中。他说，他之所以不去上课、最终落下一些大学课程的很重要的一个原因是，当没有按时提交作业的时候，他非常害怕去上课。他确信教授肯定会被他惹恼，而且可能会通过让他丢脸的问询与他对质为什么没有按时完成作业。他努力避免这样的情景，很快滚雪球式地演变为反复的缺席，最终不得不退出课程。

同他的医生之间也存在类似的问题，由此导致了埃里克第二次结肠出血的发作。他需要每天服用药物预防类似的复发，但是他把药方丢了。他羞于联系医生重新开处方。这样一来，他连续数月没有服药，最终再次发作。他过度关注自己的担忧，害怕在医生面前表现出粗心大意或者愚蠢，而忽略或轻视了对他健康可能造成的威胁。这种社交焦虑已经存在了很多年，但是埃里克很善于遮掩。

> 超过 1/3 的青少年和成年 ADHD 患者长期遭受明显的社交焦虑的困扰。他们几乎经常要忍受极度的担忧，担忧别人认为他们没有能力、没有吸引力，或者像埃里克提到的"整个土里土气的"。

超过 1/3 的青少年和成年 ADHD 患者长期遭受明显的社交焦虑的困扰[1]。他们几乎经常要忍受极度的担忧，担忧别人认为他们没有能力、没有吸引力，或者像埃里克提到的"整个土里土气的"。一部分原因是他们害怕别人会意识到他们在自我管理方面长期存在问题，或者他们说了什么话或者做了什么事之后，别人会认为很愚蠢或者非常不恰当。有些人频繁表现得很冲动，但这样的担忧是不切实际的。

很多 ADHD 患者很难将他们的注意力从这些担忧上转移。他们缺乏"自上而下"的能力，从而把他们这些特定的担忧转移，同时提醒自己别人的行为或对他们的态度可能有其他一些合理的解释。

比如，那个女孩没有回复可能是因为她没有随身带手机或者在忙其他事情。他们的注意力倾向于去寻找一些"蛛丝马迹"以支持他们对嘲笑和拒绝的预期。当情况不明朗的时候，对于别人可能会怎么看，他们更多的时候会迅速假定一个最坏的结果。通常，这些情绪问题与执行功能损害有关。执行功能可能会通过帮助他们回忆其他一些相关的、自己没有注意到的信息，从而将事情推向一个更为宽广、更加实际的视角。

## 无法放松入睡

尽管在治疗伊始，埃里克就明确表达了不再吸食大麻的意愿，但是很快就发现停吸解决了一些问题，同时也产生了新的问题。持续几周的每个晚上，埃里克上床睡觉都要拖很长时间；他经常直到凌晨四五点才能睡着。这导致他要睡到接近中午，有时候更晚。埃里克说自从他停止吸食大麻后，睡觉更困难了。他说：

> 我很高兴我不再吸食了，因为白天我的头脑清楚多了，但是不吸食的话，睡觉实在是困难。我在适当的时间躺下准备睡觉，但是脑袋却无法停止活动。我会一直想问题。所以我干脆起来看电视或者上网，直到凌晨三四点，然后我就像死人一样睡过去了。在过去的几年里，医生曾让我尝试了不同的睡眠药片，但是几天之后都失效了。自从我上高中时还住在家里那段时间起，尽管我每天运动之后筋疲力尽地回家，但大麻是唯一对我有效的睡眠药。

无法安定下来睡觉是 ADHD 患者非常常见的问题。很多患者报告说他们经常会失眠到很晚，比他们实际希望或者应该睡觉的时间晚得多。通常他们会看电视、阅读、关注脸书（Facebook）、网上冲浪或者玩电子游戏，直到他们最终精疲力尽，最后他们可以很快睡着，不需要在床上躺好几个小时，盯着天花板，无法停止大脑里不断地反复思考[2]。

在我的建议下，埃里克开始每天去大学的健身房跑步、游泳或者举重。有些时候，这能够帮助他晚上的睡眠，但有时候即使他运动了，仍然要到三四点才能睡着。这些夜晚失眠以后，埃里克通常要睡到第二天中午才醒。

强化治疗最开始的几个月正好是夏天，埃里克在大学里上的两门课在下午早些时候。这就意味着虽然失眠，他也可以去上课，但是我们知道他需要建立一个更为规律的睡眠计划，这样才能帮助他管理好秋季要开始的满负荷的课程。

我们尝试了所有常规的"睡眠卫生"策略来固定就寝时间，尝试建立一个固定的夜晚作息常规，但是没有一个奏效。我们按照常规顺序重新让他尝试了非处方睡眠药物，比如苯海拉明和褪黑素；然后我们尝试处方药：可乐定、氯硝西泮和唑吡坦。数天之后，这些药都没有效果，甚至有些根本就一点作用都没有。小剂量完全不起效，大剂量又会让他第二天困倦情况太严重。在种种努力尝试失败以后，秋季学期也很快就要到了，埃里克争论道，他现在已经好几个月都不再吸食大麻了，但是现在想重新小剂量地吸食来帮助他睡觉。我对这个计划充满不安，担心这会导致他重新过量使用，但是考虑到其他措施都没有用，我想这可能值得谨慎地尝试一下，所以我同意了。

很多医生可能会强烈反对这样的妥协。他们认为彻底戒断是帮助曾经过量使用大麻或其他违禁药品者的最有效的方法。另一些人坚持"降低危害"的策略，这种策略鼓励患者将这类药物的使用减少到最低水平，但是不强求他 / 她达到或者保持完全戒断[3]。

考虑到埃里克已经能够保持好几个月戒断，而且针对慢性失眠的常规措施都无效，我认为"降低危害"的方法是一次合理的冒险。结果确实如此，这种方法奏效了，极少数的时候埃里克会出现过量食用大麻的现象。当他晚上睡不着的时候，吸食小剂量的大麻通常能够使他放松下来并在午夜到凌晨1点之间睡着。

## 无法起床开始新的一天

按时就寝并不是埃里克唯一的睡眠问题。从童年早期以来，埃里克一直存在觉醒困难的问题，无论他已经睡了多久。他几乎不可能在闹钟响的时候醒来，即使他可以在午夜到凌晨1点之间睡着，而且连续睡眠7个小时不需要起床。闹钟响了很多次之后，埃里克还在睡觉。大部分的时候，如果他需要在7点之前起床的话，必须有个人叫醒他。这种觉醒困难的问题在很多患有 ADHD 的青少年和成人中普遍存在，不管他们已经睡了多少个小时。

只有和他同住在公寓里的隔壁的同学进来并叫醒他，埃里克才可以在中午之前起床。一旦睡着了，他就睡得很沉，醒过来很慢。有些时候，隔壁的同学已经叫醒了埃里克，在他起床的时候还交谈了，然后离开，之后就会发现埃里克扑通一下躺到床上又开始睡了，当他几个小时之后醒来时完全不记得之前的交谈。

在持续几个月的辅助唤醒之后，埃里克渐渐地培养了自己的技能，可以在设置闹钟、打开百叶窗让阳光照进来的情况下，自己醒来起床。冬天，当他需要起床的时候天还是黑的，埃里克从网上买了一个特殊的闹钟，在设定的起床时间之前的半个小时，闹钟会发出逐渐增强的光，这样他就能够照常起床。就这样，埃里克花了好几个月的时间解决睡觉和觉醒的问题。通常来说，需要一些类似这样的实用战术以及一些持续性的支持来帮助 ADHD 患者解决有效睡眠和觉醒的问题。

## 对发生交通事故无所畏惧

起床去上早上的课程也伴随着其他的一些问题。和其他很多年轻的成年 ADHD 患者一样，埃里克会开快车 [4]。当他早上出门上学时间比较紧张的时候，他会这么做，但即使是不着急的时候，他也会忽视限速问题。这从另一个侧面反映了 ADHD 患者通常会把注意力一直集中在当前对他重要的事情上而忽略其他，就像这种情况下的安全问题。

有时候他在和朋友喝完酒后坚持说自己没事儿，并且开车回家。他唯一的一次摩托车事故是他在结冰路面上开得太快，直接滑出路面摔到沟里去了，但是在一年内他拿了 4 次超速罚单，以及 1 次酒后违规驾车。直到他开车冲进教堂，他的父母最终拒绝支付他的罚单和诉讼费用，强制他使用自己的零花钱支付，埃里克才意识到危险驾驶确实是个问题。只有让他经历了从自己的钱包里拿钱去支付昂贵的罚单，这些潜在的问题才被充分重视，让他不再无视危险。这种危险的问题在几个月时间里一直是我们交流的焦点；后来不再有超速罚单或者违规酒驾，但是很难说清楚这在多大程度上是因为埃里克改变了驾驶习惯，又多大程度上是因为运气。他学业方面的问题稍好追踪一些。

## 缺乏实现长期目标的动机

秋季的时候，埃里克开始了在大学里的全日制课程，他完成作业的问题日益突显。他发现在白天没有课的时候，很难留出时间完成家庭作业。晚上，他只有在"枪指着头"的时候才会去工作，在截止日期前的那个晚上把作业解决掉。像很多其他 ADHD 患者一样，他在按照重要性对活动进行优先排序、为完成工作进行实际的时间规划方面有很大的困难。有好几次，埃里克会通宵提前完成教学大纲上未来几周的家庭作业。他说他情愿偶尔通宵提前完成，也不愿意每天面对家庭作业。毋庸置疑，这个策略经常会让他在指定的阅读作业方面落后，而且他经常没有仔细检查就交卷。

对于提前通知的测验，埃里克通常能够拿到很高的分数，尽管他很少在课堂上做笔记。他能够很好地回忆教授在课堂上讲授的内容，尽管根据他自己所说，当教员讲课不是特别生动和有趣的时候，他经常会在课堂上用电脑上网或者玩游戏，以此打发无聊的时间。完成冗长的阅读作业对埃里克来说是非常困难的，他极少能够将精力集中在一本教科书或小说上并维持 15 分钟以上。

为了处理这个问题，我们重新让埃里克试了兴奋剂，发现他能够耐受剂量非常小的短效苯丙胺（安非他明）而不出现副作用，比如右苯丙胺（Dexedrine）或者阿得拉（Adderall）。这对埃里克有明显的帮助，解决他对学业不上心的问题，他开始完成学业任务，保持必要的努力。然而，他的身体对化学药物非常敏感，所以很难对药物剂量和时间进行调整。有一天他没注意吃了较大的量（对于大部分成人来说其实是很小的剂量），就出现了心跳加快、呼吸短促，最后进了急诊室。当确定这是服用兴奋剂剂量过高（对他而言）的一种瞬时反应之后，他的症状很快就缓解了；他的心血管系统状态本来就很好。

在急诊室事件之后，埃里克依然服用小剂量的安非他明以帮助自己集中精力进行阅读或者书写作业，但是仍会很小心，避免增加剂量或者短时间内服用次数过多。埃里克对兴奋剂治疗的反应说明他身体的化学系统对于兴奋剂特别敏感，无论是药物还是含咖啡因的酒水饮料。限制用量的兴奋剂治疗能够有效提升埃里克在任务启动后继续专注于特定学业任务的能力，比如完成阅读作业或者写完一篇短文。但是这不足以解决更大的问题：除非提供足够多的支持，否则埃里克无法有充分的动机来每天完成一个学生的职责。

就像埃里克自己说的，"我就读于一个很好的大学，我希望在大学里能够表现得很好，但就是不能让自己积极地去完成各项工作"，这点出了他的困境。当从广义的角度来考虑他的人生，埃里克很清楚地认识到他很幸运能够进入一所好的大学。他讲到他的父母是如何花了很多钱为他提供了这个机会，他也明白从这所大学毕业能够给予他一个身份，在毕业后有很好的职业选择，然而这些长期获益不足以刺激他去完成一个学生应该完成的日常任务。

埃里克说："就是现在，我不在乎是去上课，还是如期完成冗长、无聊的阅读作业，又或者去尝试写一个我完全不关心的主题论文。"他强调他感觉到在自己的长期目标和为了达到这些目标需要完成的即时任务之间是断开的。他说："对我来说，现在完成这些事情看不到任何结果。不像我去做一个工作，如果我做得好，在周末的时候就能够拿到薪水，如果我今天没有把工作做完，我就会被解雇，明天就没有钱给我的汽车加油。"

埃里克所面临的挑战是很多年轻人都会碰到的一个典型例子，特别是那些对工作缺乏兴趣的 ADHD 患者[5]。他们很难感受到并在每天维持足够强的动机，去完成未来才能让他们获益的任务。如果今天的任务对于他们来说不是真正感兴趣的，他们就很难启动并且维持足够的努力去完成这些在多年以后可能带给他们丰厚收益的任务。

埃里克所面临的挑战是很多年轻人都会碰到的一个典型例子，特别是那些对工作缺乏兴趣的 ADHD 患者。他们很难感受到并在每天维持足够强的动机去完成未来才能让他们获益的任务。

## 没有耐心等待

像埃里克所经历的那样，非常没有耐心，很难为长期目标保持努力，这在一些人的童年早期就能很明显地看出来。针对学龄前儿童的研究显示，即使是非常年幼的儿童，他们在抵制即刻奖赏而在几分钟后获得更大奖赏方面的能力也是有差异的。Susan Campbell 领导的研究小组对 1000 多名儿童从出生到三年级进行了追踪评估。在这些孩子 36 个月和 54 个月大时，让他们完成一些简短的测试以评估其延迟满足、抵制诱惑的能力。下面是他们采用的一些测试。

36 个月大的时候，每个儿童会到实验室，并被允许和一个很吸引人的玩具简短地玩一会儿。然后评估者把这个玩具放在儿童够不到的地方，并且嘱咐儿童当她（评估者）在房间角落里做一些文书工作的时候，不能去碰玩具。同时，会给这些儿童一些其他的玩具玩。两分半钟之后，评估者回来，让儿童继续和吸引人的那个玩具一起玩。通过回顾录像，研究者们评估每个孩子在评估者在房间内忙碌的时候，他们能够保持不去触摸"禁止"玩具的时间。

54 个月大的时候，儿童再次回到实验室，被要求玩"等待游戏"。儿童被安排坐在一张桌子旁，桌子上有 2 个盘子。一个盘子里有少量的糖果，可以马上吃，但是必须在儿童摇铃呼叫评估者之后。另一个盘子里有更多的糖果，儿童必须等待 7 分钟后评估者返回房间结束游戏时才能获得糖果。

好几年以后，儿童到了三年级，通过父母和老师评估的方式对儿童进行再次评估，以判断谁存在学业或行为问题并达到了 ADHD 的诊断标准。那些在 36 个月大时无法等候两分半钟再和玩具玩耍的孩子，以及 54 个月大时选择立刻吃数量少的糖果而不是等待 7 分钟吃数量多的糖果的孩子，出现 ADHD 和学业问题的比例明显升高。很多在早年时候严重缺乏耐心的孩子最终都发展成了 ADHD[6]。

类似的结果在不同年龄的很多 ADHD 儿童研究中都得到了证实。与年龄匹配的正常儿童组相比，ADHD 组的儿童在等待他们想要的东西时，会更快表现出受挫。当在"短暂等待获得更大比萨"和"即刻获得小比萨"之间进行选择时，ADHD 儿童倾向于选择即刻获得小比萨，而不愿意等待以获得更大的比萨。

这种倾向于迅速获得相对较小的奖赏，而不是等待片刻获得更大奖赏的特点，在 ADHD 儿童和青少年中被描述为"延迟厌恶"的增加。也就是说与其他同龄人相比，ADHD 患者在必须等待才能得到想要的东西时，往往很快会体验到越来越强的挫折感和其他一些负性情绪。为了将这种负性情绪最小化，他们更可能去选择即时奖赏，尽管这个奖赏会比他们在等待片刻之后所能获得的奖赏要小得多[7]。

大部分关于延迟厌恶的研究都是在小年龄儿童中进行的，有些研究者认为年龄较大的 ADHD 儿童不会倾向于选择更小、更快的奖赏，至少在目前研究中所用的简单的选择测试情境下不会做出这样的选择。然而，虽然存在一些方法学上的问题，仍然有重要研究证据提示 ADHD 儿童、青少年和成人对于潜在奖赏的反应不如那些未患 ADHD 的人敏感。

ADHD 儿童没有耐心等待可能只是他们在预期奖赏这个大问题上的一个方面。这提示 ADHD 患者对预期奖赏的快乐不敏感，因此更可能去选择他们马上就能享受的较小的奖赏。这与一项 PET 影像研究的发现是一致的，研究显示 ADHD 患者大脑内可激活奖赏识别环路的神经递质与受体位点结合的数量显著少于未患 ADHD 的人群[8]。

包括该项研究在内的影像学研究提示了为什么相比于其他人，ADHD 患者在回报延迟的任务中常常更难预期快乐或者表达满足。其所导致的很重要的结果之一可能是 ADHD 患者通常很难启动一项自己不是特别感兴趣的任务，并且很难在不能立即获得奖赏的任务中保持动机。

ADHD 患者和其他大部分同龄人不一样，与即刻可获得的奖赏相比，他们对预期奖赏显得不那么"精力充沛"。最近的脑影像学（fMRI）研究显示，成年 ADHD 患者大脑中对预期奖赏、愉悦或满意产生警觉的神经网络很明显不像正常对照组那样敏感[9]。

有一天，埃里克通过例证向我清晰解释了 ADHD 患者在预期奖赏方面所经受的困难。

> 对我来说，如果我缺课或者没有完成作业，没有任何收益或后果。期末成绩、毕业、找工作似乎是一百年以后的事情。当收益或者后果还很远的时候，我很难去关心我不喜欢的那些东西。我需要一些即刻的东西。可能我甚至不应该在学校。我也许应该去找一些只要我能够按时出现并完成工作就能拿到可观报酬的工作。

## 改变时间框架作为激励

埃里克的家庭很富裕，他从来不需要去找工作自己赚零花钱。他的父母给了他一张信用卡，他们毫不犹豫地为他大学里的所有合理／不合理的消费买单。埃里克第一学期的强化治疗表现不佳，当他必须退掉 5 门课中的 3 门以防止因为没有做作业或者缺课太多而考核不合格的时候，我和他及他的父母一起开了个会。

在我的鼓励下，埃里克的父母决定接受挑战，在接下来一个学期的每个周末根据他做得好与不好设定更多的即刻收益或惩罚。他们取消了他的信用卡，安排他去工作自己赚钱。他们规定每个星期，如果埃里克可以证明自己去上课并且很好地完成了作业，他将获得足够每天花销的零花钱。

> 按照埃里克自己的建议，他的父母通过将奖赏与每一天的产出建立即刻的联系来改变他对工作的情绪。

如果他在任何一天没有去上课或者没有给出工作成效的证据，比如阅读作业划出一定的重点、做研究笔记或者完成指定论文的草稿等，他那一天将不会获得任何零花钱。他每周的零花钱取决于他学业工作的数量和质量。这样做不是为了让他得到更高的分数，而是为了让他的工作更有成效。通过这种方式，埃里克的父母建立了一个强化日程表，根据他作为学生每一天的工作情况提供给他即刻的报酬或惩罚。通过这样一个系统，埃里克的父母通过他可以自己觉察并且进行反应的方式，解决了他维持动机困难的问题。按照埃里克自己的建议，他的父母通过将奖赏与每一天的产出建立即刻的联系来改变他对工作的情绪。

制定一个有效的系统去评估埃里克的工作产出并提供给他适当的正性或负性结果花了好多个星期的时间。但是久而久之，这种方法似乎教会了埃里克如何在完成指定工作时维持自己的动机，尽管这个时候他清楚地知道自己并不喜欢做。与需要他等待数月才能得到约定奖赏的激励措施相比（比如对满意的期末成绩的奖励），这些更为直接的强化似乎更有效。这和付给一个年轻人钱让他去做事没有什么区别。

在第二个学期刚开始几周的很多时候，埃里克没有赚到钱，因为他没有完成每天的作业。他没有钱买汽油，没有钱和朋友出去玩。很快，这些更为直接的正性或负性结果使他必须更加有成效地进行工作，这样他才能持续地赚到钱。对他来说，完成家庭作业最终变为更像是为了赚钱完成一个常规的工作，而缺勤或者没有完成工作将很快带来惩罚。

很多年轻的成年 ADHD 患者存在为长期目标奋斗的困难，其中有些人就需要类似的更快、更持久的强化安排。不幸的是，很多家庭缺乏落实类似计划的途径或方法。对于大多数在维持足够动机以完成中学后学业方面存在困难的 ADHD 学生来说，唯一可行的选择可能是找一个全职工作，如果能找到的话，在工作中他们可能通过自我训练做到每天起床、去工作、忍受各种挫折，从而获得每周的薪酬。对于一些人来说，这种工作经历可能会刺激他们重返校园，变成一个全职或者兼职的学生。而对于另一些人来说，这可能就是工作的开始，在工作之后再也无法得到教育的支持。有些人，无论是否罹患 ADHD，即使没有学院或者大学的学位也可以事业有成，而其他人就没有这么幸运了。

◦　◦　◦

关于埃里克及其经历的简要描述无法涵盖他所有的优势与困难，只是展示了他的高度敏感及敏感性不足，他的希望和焦虑，他的羞愧和骄傲，他的缺乏耐心和果断。它们通过一些复杂的途径相互作用，塑造了他对重要生活转变及早期强化治疗的反应。

埃里克的 ADHD 经历不寻常。他的身体对目前可用的减轻 ADHD 症状的药物特别敏感，药物在他的治疗中起到的作用非常有限。大部分 ADHD 患者至少能够从药物治疗中获益。有些人获益较大，有些人效果一般，还有一些人，像埃里克，获益非常有限。埃里克不寻常的经历还在于他有机会、有家庭资源能够让自己投入一段长期的 ADHD 强化治疗，而且是直率、耐心、心情愉悦地全身心投入。

在我这儿完成一年的治疗后，埃里克回到了他最开始就读的大学，并在两年后顺利毕业了。

## 是什么帮助了埃里克？

- 改变环境——新的住宿安排，在不同的全日制学院继续学业
- 戒掉大麻；后来采用降低危害的方法，使用大麻只是为了辅助睡眠
- 主要关注严重的、未被识别的社交焦虑的谈话治疗
- 每天帮助唤醒，直至他可以自己醒来
- 低剂量兴奋剂类药物以适应身体的高度敏感性
- 与工作成效挂钩的即刻奖赏系统

（刘璐 译，程嘉 孙黎 校）

# 3

## 卡伦

> 我的父母经常告诉我,我有义务以不让家庭蒙羞的方
> 式行事并取得成就。当我大学辍学的时候,他们帮助我准
> 备再来一次。我很想这样去做,但是在我应该开始最后两
> 门课程以便能够重新入学的关键时期,我特别害怕,以至
> 于不敢迈进教室的门。
>
> ——22 岁的大学生

当卡伦在一所名牌大学开始本科学习的时候,她的父母特别高
兴;两年后,当得知卡伦因为学业成绩差被学校要求休学的时候,
他们震惊了。卡伦没有告诉他们因为缺了太多的课,太多的论文迟
交或者没有完成,多次考试成绩分数太低等原因,她在第二学年中
期就被留校察看了。卡伦的平均绩点已经掉到了维持学生身份所必
需的最低限度之下,她需要在其他大学完成 1 年的全日制学习才能

重新获得入学的资格。卡伦解释她的失败是因为逐渐加重的抑郁让她特别羞愧而不愿意寻求帮助。

尽管很失望，卡伦的父母还是能够给她提供帮助和支持的。他们批评卡伦没有早一点儿告诉他们关于学业困难和抑郁的事，不然他们可以提供支持。但是，他们也意识到了她感到羞愧，很快集中精力帮助她安排好在另一所大学的学习。当他们来咨询我的时候，卡伦已经在他们选择的这所学校里完成了 1 年的学习，并且在大部分课程都取得了好成绩。然而，她还是挂了两科，因为她没有在指定时间内完成最后的考试。这意味着她需要在暑期学校选择两门额外的课程以重新回到原来的学校。

卡伦和她的父母来找我咨询的原因是卡伦即将进入暑期学校进行两门必修课程的学习时，她无法让自己进入状态参加最开始的会面或者之后任一门课的学习。好些天，她都是按时到校，但是坐在教室外面的台阶上无法进入教室，之后她放弃了，在她校外的公寓里待了接近两个月。在和她父母打电话的时候，她会佯装自己去上课了，然而她从来都没有去大学登记。直到大概 7 个星期之后，她的父母发现他们给卡伦用于支付暑期学校费用的支票一直没有被学校支取，这才发现了问题。

当父母找卡伦当面对质的时候，她痛哭流涕，非常羞愧地承认每次她在尝试进入暑期学校教室楼的时候，都无法克服严重的、无端的恐惧。在两个星期里的每一天，她都按时走到了教学楼，决定进入教室。当她接近教室门的时候，她的心跳突然变得非常快，喘不过来气，浑身冒冷汗。她觉得要心脏病发作了。这种恐惧的感觉每次大约持续 10 或 15 分钟，只有在她放弃当天进入教室的目的返回公寓，才能缓解。（和这种体验有关的心理因素将在这章后面部分进行讨论。）

在我的办公室里，卡伦和她的父母解释道，卡伦目前还没有被原来那所大学重新接纳，他们不知道该做些什么。在我们的交谈中，无论是否有她的父母在场，卡伦都坚定地强调她最终准备去面对两次让她中断学习的那些问题。她眼泪汪汪地承认："我知道很长时间以来我都需要帮助，但是直到现在我也无法说出来。我知道我的父母希望帮助我，但是我觉得非常羞愧而不愿意接受。我非常希望完全依靠自己去解决。"

在全面的临床评估之后，我发现卡伦是一个非常聪明的女孩。她的言语智商处于第 99 百分位的水平。然而她被 3 个未被诊断且同时存在的问题所折磨：注意缺陷障碍，慢性焦虑伴疼痛障碍，以及长期低水平的抑郁。她和她的父母同意她搬到我办公室附近的一个公寓，在跟随我进行强化治疗的同时，在地方大学参加全日制的课程。她期望能够在一个学期内完成治疗，成绩提升到能够帮助她重新回到第一所大学。我提醒她，我的办公室不是制造奇迹的地方，但是约定在她接受适当药物治疗和强化谈话治疗后评估她对治疗的反应，然后我们可以考虑她的选择。

当我们开始共同工作的时候，卡伦描述了更多自己学习困难的细节。她觉得从高中到大学的转型非常困难。她上的高中非常有竞争性，高度结构化并具有强制性的辅导，她表现得相当好。在那里，她的成绩很好，她很享受在那里和很多朋友一起充满活力的社交生活。她在运动方面非常积极，是她们高中两个运动队的队长，直到即将高中毕业的时候，她才因为一次背部伤停止了体育运动。

在她进入大学的开始几周，面对缺乏结构化、要求高得多的大学环境，同学之间的竞争似乎很残酷，这些让卡伦感到强烈的恐惧和不知所措。她告诉我在最开始的几周她是怎么挣扎过来的。她害怕与教员交谈，害怕在课堂上发言、提问，因为她觉得所有的同学似乎都要比她聪明得多。在没有像高中时期辅导老师那样的支持下，她在组织和开始完成指定的论文方面感到非常无助。她感到不堪重负，在很多课程中无法完成繁重的阅读和写作任务。她通常需要花其他同学两倍的时间去完成阅读任务，因为她必须反复阅读很多次才能理解并记住所读的内容。

## 阅读理解和回忆存在的问题

很多患有 ADHD 的学生都报告说自己需要反复阅读作业。对于卡伦以及很多人来说，并不是在再认和词语理解上存在困难，她阅读很流利。她阅读方面的问题是在保持精力集中并记住所阅读的内容上存在长期的困难；就像是她的眼睛掠过了这些词语，被动地认识了它们，但是没有完全理解并将意思编码在记忆里。对于 ADHD患者来说，在阅读那些他们不是特别感兴趣的材料时，这个问题尤其让人烦恼。

另一个学生曾经向我描述过他自己的类似经历："我在阅读一些自己不是特别感兴趣的东西时，就像我的大脑在舔这些单词，而不是咀嚼它们。"他理解每个单词的意思，但是无法将这些意思长时间地保存在大脑里以便去理解并记住阅读的内容。

很多患有 ADHD 的学生都报告说自己需要反复阅读作业。对于卡伦来说，就像是她的眼睛掠过了这些词语，被动地认识了它们，但是没有完全理解并将意思编码在记忆里。

　　研究阅读障碍的科学家最近开始强调注意在阅读理解中的关键作用。他们认识到解码书本上单词的能力对充分的理解来说是不够的，流畅性和集中注意力也是必要的。这些能力与一个人保持专注、保持加工速度、运用工作记忆的能力密切相关，而这些都在 ADHD 执行功能损害的范围中 [1]。

## 延长考试时间

　　我们在耶鲁的一个研究团队比较了延长和不延长时间的情况下，145 名 13 ～ 18 岁 ADHD 学生在一项标准化阅读理解测验中的表现，以此来研究 ADHD 学生的阅读问题。所有人在常规的 20 分钟时限内进行测验，那些在规定时限内无法完成的学生被允许延长 12 分钟。尽管这些学生言语理解能力的平均水平很高，但是 53% 的人没有在 20 分钟内完成测验，仅有 42% 的学生阅读理解分数在其 IQ 测验言语能力分数上下 15 分之间。当学生被允许延长 12 分钟的时候，完成测验的人数增加到了 78%，所有人的测验成绩都提高到了言语能力分数上下 15 分之间。

　　这些无法在规定时限内完成的学生，让他们解释为什么需要额外时间时，大部分学生说他们需要反复多次阅读很多短文才能回答测验问题。他们在加工速度和工作记忆方面的 IQ 指标分数显著低于他们能力所对应的水平，他们反复阅读很有可能是为了努力弥补自己在信息保存方面的困难以及在视觉信息加工上的迟钝 [2]。

　　卡伦说她完成限时测验存在困难还部分源于担心自己是否能够按时完成。她通常会在此类测验的中间时段反复对自己说"天哪，我在规定时间内完成不了了，我甚至不能去尝试这么多问题了"。这种担心会在她头脑里占据非常多的空间，从而限制了她进行思考并记住阅读内容所需的空间。为了解决她长期存在的注意缺陷问题，提升她在阅读理解上的集中力，卡伦和我约定开始尝试哌甲酯缓释片，看看这对于改善她的 ADHD 症状是否有帮助。她照做了，并且很快她跟我说，在进行阅读和其他学业任务时，保持注意力集中的能力明显提升了。我还为卡伦提供了她存在障碍、在考试和测验时需要延长时间的证明文件。她向学校提交了这份证明材料，并被允许在所有测验和考试中延长时间。

## 与愧疚相关的社交焦虑和作业焦虑

很多担忧常常充斥了卡伦大脑的很多空间。其中一个持续存在的担心是她可能会让她的家庭尴尬或蒙羞。她的母亲常常提醒她，行为谨慎、表现出色很重要，这样他们大家族的成员才不会批评，但这个重要性是父母强加于她的。卡伦认为母亲之所以反复强调这些可能是因为，相比较父亲而言，母亲从小生活的家庭社会地位比较低；母亲似乎总是担心她和她的孩子是否会被父亲的家庭成员批评。卡伦处理这类事情的策略就是她通常会避免跟她的父母诉说自己所遇到的困难。这也是为什么卡伦一直没有告诉父母在大学里遇到的问题，直到问题变得不可收拾的一个重要因素。

当我们讨论卡伦长期以来对表现出色、取悦父母的过度担心时，我可以看到卡伦正在承受慢性焦虑的折磨。当卡伦说她在春季学期努力安排以重新进入原来大学时经历了短暂的惊恐发作时，这个判断就变得尤为清晰了。我建议卡伦开始尝试氟西汀（与哌甲酯缓释片同时服用）以减轻她的慢性焦虑，同时尝试着去预防惊恐发作的再次发生。她同意了。在几周时间内，卡伦就说她感到焦虑明显减轻了；而且两种药物都没有严重的副作用。几周之后，卡伦说她感觉在接近教授以及课堂发言交流的时候明显舒服多了，而在之前她几乎不会参与这些活动。

## 家庭担心和家庭角色

卡伦的家庭里，不止她一个人存在过度担心的问题；她的父母似乎也会担心很多。当卡伦离开家去读大学的时候，她的父母需要一直与她保持非常密切的联系。他们会每天至少给卡伦打 1～2 个电话或者期望卡伦给他们打电话。他们频繁联系的部分目的是给卡伦提供帮助，毕竟她离家这么远。但是，更多的是父母为了让自己安心并得到支持，因为他们也在努力处理自己生活中遇到的日常挑战。当得知自己的儿子或者女儿做得很棒的时候，他们通常会增强力量。卡伦有很多让父母安心、觉得她表现很棒的技巧，即使她在学校里遇到很大困难的时候也是如此[3]。

> 在每个家庭里，孩子和成人在与彼此直接或者间接互动的时候都倾向于承担或维持自己的特殊角色。通常这些角色只有在开玩笑和家庭成员之间交换昵称的时候才会显现。

在每个家庭里，孩子和成人在与彼此直接或者间接互动的时候都倾向于承担或维持自己的特殊角色。通常这些角色只有在开玩笑和家庭成员之间交换昵称的时候才会显现。他们可能被视为"好人""令人讨厌的人""捣乱者""老是害怕的人""老是抱怨的人""强者""弱者""规则执行者""挑衅的人""混乱、无组织的人""遵守礼仪的人""筹划者""小气鬼""慷慨的人""自私的人""脆弱的人""无懈可击的人"等等。通常一个家庭成员可能承担多重角色，要视情况而定，有时候是快乐的，有时候是充满愤恨的，而有时候是无意识的。

随着时间的推移，在应对环境压力、家庭成员长大、家庭成员与家庭内或家庭外的人关系改变的时候，家庭成员的角色可能会演变或调整。然而，通常来说，当家庭成员与他人按照与他们预期角色相符的脚本保持持续互动的时候，这些关系会不断地被巩固并内在化。

卡伦有一个弟弟，非常多动，在儿童期的时候父母很难管教。卡伦因为年长一些，同时气质比较温和，态度也比较合作，所以一直被认为是"好孩子"，她的父母根本不需要担心，通常她会按照期望的那样顺利合作，不会给父母带来问题。从幼年开始，她就被作为家庭里"成功"和"没有问题"的代表，这就使得她很难向自己和父母承认所遇到的困扰。一直到她20岁出头的时候，她从来没有出过重大事件，履行了她所被委派的角色。

## 消极回避和否认

卡伦逃避承认自己的不完美，这一点甚至侵扰了我对她的治疗工作。尽管她非常清楚地向我解释了过去所遇到的困扰，却没有清楚解释她在学校里当前所面临的问题。第一个学期过去了，卡伦继续跟我讨论在我办公室附近的大学完成学期课程后，她希望回到原来大学的愿望。她描述了去拜访原来大学的教务长，讨论在秋季学期开始返校的计划。她说非常有信心能够拿到很好的成绩，让这个计划可行。

在我们一周两次的会面中，我会常规询问卡伦她目前的课程，看一下她正在写的一些论文。她的论文写得非常好，她通常也能够清楚地、兴致勃勃地跟我聊一聊她当前的课程阅读和课堂讨论。接近学期末的时候，卡伦说很担心自己的经济学课程，害怕最后的考试成绩会是 C，但是同时她也说她有信心，这个对于她重返原来的学校不会是问题，因为她其他课程的成绩都会很高。

当学期末公布成绩的时候，卡伦说她无法查询自己的成绩，因为学校健康中心要求完成的一个表格她从来都没有填过。我相信她的说法，因为之前的一个病人也有这样的问题。很快，卡伦宣布自己决定在返回原来学校之前继续在地方大学念一个学期。她说她感觉和我一起工作的同时继续在地方大学里学习一个学期，将能够更好地帮助她做好准备，以返回原来那所更有竞争力的大学。这个修订后的计划听起来很有道理，所以我对她的说法信以为真。在接下来的 6 个星期，我们讨论了卡伦选的课程，开始了春季学期；她告诉了我更多她正在进行的阅读以及计划做的一些学期项目的细节。

> 直到马上期中考试的时候，我才发现卡伦一直在对我撒谎，就像她之前两次对父母撒谎一样。

进入春季学期 6 个星期后，我收到了卡伦父母的一封邮件，邮件里说他们给卡伦用于支付第二学期学费的支票一直没有被学校支取。我找到卡伦对质，在几经否认之后，卡伦承认自己从来都没有支付春季课程的学费，她经济学的课程考核不合格，历史课程没有完成，因为她有一个必须提交的论文没有完成。她从第二个星期开始就再也没有去上过春季学期的课了。在此截点之后，她跟我说的所有关于课程的内容都是她根据每门课的教学大纲摘选出来的。直到马上期中考试的时候，我才发现卡伦一直在对我撒谎，就像她之前两次对父母撒谎一样。我陷入了她的谎言里，而现在已经太晚了，她没有办法再注册这些课程了。

同样，这次卡伦依然痛哭流涕、满是羞愧，但是她把自己放在一个非常艰难的位置。她说她也不明白自己为什么没有好好准备经济学课程的考试，没有好好完成历史论文。她不知道自己为什么没有告诉我她在最后一秒决定留在地方大学继续读一学期而不是返回原来大学的真正原因。她自己很困惑为什么没有完成地方大学春季学期的登记，为什么没有将这个事实告诉我或者她的父母。这一次没有惊恐发作（可能是氟西汀起了作用），但她还是没有按照自己希望的以及必须要做的那样成功迈进课堂的大门。

确实很难理解卡伦为什么再一次白白浪费了她为重返原来大学所做出的努力。有一种可能是当返校逐渐提上日程的时候，她开始越来越恐惧，担心如果自己回到那个非常有竞争性的环境，会再次失败。这可能能够解释她为什么没有好好准备经济学课程的考试，没有完成历史作业，而她之前在历史课程中表现得非常好。然而，这些不能解释她为什么没有如期进行地方大学春季学期课程的注册。

有些观察员可能会尝试应用心理动力学来解释卡伦令人费解、自我破坏性的行为。他们可能认为卡伦被冲突性的情绪所固化。他们可能想知道卡伦逃避春季课程的原因是不是因为她没有按计划重返校园而再次让父母失望，进而对自己的一种惩罚？这是不是她为了逃脱长久以来"好女儿、完美女儿"这个标签身份的一种方式？

抑或是她尝试逃脱父母或者我的密切监管的一种方式？

这些动机中的某个或者某些可能确实影响了卡伦的行为，但是她说当她有意识地思考这些事情的时候，已经来不及了。她说在春季课程第二个星期的某一天，她错过了一趟火车，导致很晚才从城外拜访朋友回来，以至于两门课没有办法去上。她觉得非常羞愧，回避去参加这两门课接下来的课程，并且觉得太难堪而不能跟我说。对于这些事情，卡伦可能确实是用这种方式思考的，但是她的解释并不能说明她为何从来都没有把父母给的支票交到财务部门以支付春季学费。

对于某些人来说，这种疏忽可能提示卡伦在完成学业上存在强烈的冲突性感受。他们可能会推测，卡伦采取这种做法并非有意计划，但通过这种方法，确实给她的父母带来长期的难堪，也让自己丢脸进而惩罚了自身。

## 焦虑的调整不够充分

推测情绪冲突对于解释卡伦在处理焦虑方面长期存在的困难并没有什么帮助。这样的解释没有充分考虑对大脑情绪调节系统来说焦虑的强烈作用以及重大失败的普遍作用。通常，对令人费解的行为尝试应用心理动力学的解释，是要通过这种不太柔和的方式去指责由于情绪调控不足而出现严重焦虑或者其他问题的受害人。

为了理解与卡伦具有同样情况者这种令人迷惑、带有自我伤害性质的行为，必须要充分认知大脑在情绪调控的警报和门控机制中的重要作用。人类的大脑存在一种机制，允许大脑本身对所经历的焦虑、挫折、沮丧等的强度进行调整。这样就使得一个人在面临小压力的时候感到轻微的焦虑，面临中度压力时感到中度焦虑，而面临严重压力时感到重度焦虑。对于某些人来说，这个系统会表现得像一个有瑕疵的烟雾报警器。

> 对于有些人来说，大脑在情绪调节的门控机制中无法有效地将严重、危险的威胁与小问题区分开来。

安装烟雾报警器的目的是在检测到烟雾提示建筑可能着火的时候发出响亮、刺耳的声音。一些有瑕疵的烟雾报警器，在面包机里的面包稍微烤过了一点儿，出现一小缕烟的时候，就会发出报警声。对于有些人来说，大脑在情绪调节的门控机制中无法有效地将严重、危险的威胁和小问题区分开来。这些人会因为一些想法或者认知很快进入应激模式，而实际并不需要有这样的反应。他们会突然出现躯体反应包括心跳加速、呼吸急促等，正常情况下这些反应只有在感到生命受到严重、紧迫的威胁时才会出现。在卡伦踏上教学楼的台阶却无法进入教室开始暑期课程时，就出现了这种情况。

当卡伦放弃进入课堂离开教学楼的时候，她感到羞愧、挫败，但是焦虑同时也大大缓解了，而这种焦虑在她坐在台阶上、试图强迫自己进入教学楼的时候，强烈到几乎不能忍受。对于某些人来说，在这样的情形下，逃避以缓解痛苦是一种强有力的强化刺激；它解除了紧张气氛，同时大大增加了以后遇到类似应激再次逃避的可能性。逃避的人可能会因为没有面对恐惧、逃避挑战而感到懊恼，但是她同时会倾向于去感受一种巨大的解脱感，她逃过了即将摧毁她的一劫，至少在当天是这样。

当焦虑控制的"自上而下"机制正常运行的时候，它会留给个

78

体一定的认知空间去思考如何更加理性、实际地处理应激，否则应激可能会毁掉合理的想法和计划。这种机制让我们在面对挫折或者焦虑情景的时候对自己说："冷静下来，没什么大不了的，我需要想出一些明智的方法来处理这些乱七八糟的事情。"[5] 当卡伦满怀希望和意愿试图进入教室，为了重回原来的大学开始课程学习的时候，她自身的这种自上而下的机制崩塌了。

对于我们大部分人来说，大部分时间里，情绪调节的门控机制都在充分工作。当我还是小男孩的时候，我把橱柜里的一套水晶酒杯几乎都拿走了，那是我父母珍藏的结婚礼物。我把它们装上多少不一的水，进行排序，然后用餐刀敲击发出音乐。在这一过程中，我不小心摔坏了一些酒杯。此时，父母想进行猛烈的言语攻击，让孩子充满愧疚感，这种反应很正常；有些父母可能还会冲动地想打孩子，甚至可能伤害孩子。然而大部分父母能够调整他们的反应，考虑到孩子可能实际上并没有想做出这样的破坏，没有意识到这些物品的价值。他们能够牢记自己希望保护儿女免受任何不当言语或者躯体攻击的愿望，这些攻击可能会带来长期的不良影响。

这种自上而下的控制系统通常能够让我们避免面对应激时的一些极端的冲动反应，否则应激可能会带来强烈的恐惧、愤怒、羞愧和沮丧。这种机制还能帮助我们理清思路，更加理性和实际地去思考如何处理问题情境，而这些情境往往需要我们校正行为以避免情况更加恶化。

然而对于有些人来说，特别是患 ADHD 的人，这种自上而下的机制往往是失效的；它无法阻止强烈的情绪反应，情绪将人完全淹没，以至于他无法清晰思考自己的反应。很快，他会被恐慌、愤怒或绝望压倒，而这些感受可能与实际情境极不相符。在这个时候，他无法记住其他可能有关的、重要的事实或者感受；他可能会行为冲动，做出使情况恶化的选择，之后当他的行为和选择产生了无法消除的消极后果时，又会产生强烈的懊悔。

当卡伦意识到经济学考试失败时，她感到了持续、强烈的焦虑和羞愧。就像我在其他地方所说的，我可能会把这种感受比作病毒吞噬了电脑硬盘的全部空间，但是这种比喻不能完全反映卡伦在这种情境下反应的量级和强度。通常，电脑死机很容易解决，丢失的数据可能通过备用系统进行修复。这种吞噬通常是短暂的，而且一般可以修复。

## 绝望的努力

当卡伦意识到她经济学考试失败的时候，她的情绪冲击更像势不可挡的海啸，突然、不可挽回地冲走了她所有返回原来大学的机会，所有恢复她在父母心中优秀地位的希望，所有让生活重回正轨的可能性。这种强烈的、无处不在的情绪彻底冲垮了理性思考的过程，而理性思考可能能够让她去考虑其他可选方案，并且与可能能够帮助她的人进行一次有效的头脑风暴。

当陷入耻辱和害怕被发现的困境时，卡伦重新采取了她擅长的、但是无效的逃避和否认策略。她告诉自己，在其他人发现之前，自己能够很快找到解决问题的办法。她发誓总有一天她能够按计划重新回到原来的大学。在这种决心的操控下，她没有去地方大学缴纳春季学期的学费。对她来说，如果缴了学费、登记了，那么她拼命试图忽略和否认的真相将会不可避免地被识破：这已经是她第三次没有圆满完成她对自己和父母设定的学业目标了。

卡伦的经历是一个很好的例子：强烈的情绪扰乱了理性思维并驱使一个人单纯根据自己的意愿和顾虑行事，而没有对当时的情境进行实事求是的评估。确切地说，卡伦试图对父母、治疗师以及她自己掩盖自己失败的事实。在阅读了她计划参加的课程的教学大纲之后，她通过富有想象力的谎言描绘了一幅自己完成 5 门课程作业的令人幸福的图画，而实际上，她并没有参加任何一门课程。在长达 6 个多星期的掩盖后，卡伦宣布自己无法完成额外的课程，而如果她能够顺利完成这些，她就可以在接下来的秋天重新回到原来的那所大学。她同时严重破坏了她父母对她逐渐建立起来的信任。

卡伦在大学里是一名留学生。因为她不是美国人，所以必须保持很好的学业水平来满足学生签证的要求。她没有按照大学要求进行全日制课程的登记，违反了签证条款，因此她突然被要求离开美国，回到她的祖国。她已经来不及去登记必修的课程了。她回到了祖国，回到了她的家。在她离开之前，我最后跟她和她的父母讨论了卡伦修订自己计划的重要性，建议她不要再继续进行全日制的学习，可以一边工作一边进行兼职的学业课程的学习。

一连几个星期，我没有卡伦的任何消息。但是在她回到家乡的一个月之后，我接到了她和父母打来的电话。令人高兴的是，他们说卡伦已经能够找到一份全职的工作。虽然薪水不高，但是能够让她有机会在自己特别感兴趣的领域工作。她可以和之前家乡的老朋友们重新建立联系，有很多机会与他人进行合作，同时也受到了更密切的日常指导。她的工作主管已经给她升了职，职责更多了。她还去一所社区大学登了记，开始了夜校的课程以重新获得大学文凭，这一次速度要明显慢一些。这种更具结构化的环境似乎很适合卡伦当下的生活。我希望卡伦能够以此为基础逐步发展自己独立工作的能力，能够更好地管理自己强烈的焦虑，这样她才能更加充分地发挥自己的巨大潜能。

## 是什么帮助了卡伦？

- 改变环境：一个新的生活安排，第三次尝试继续全日制的大学学习
- 聚焦家庭期望和带来羞愧的压力进行谈话治疗
- 药物治疗减轻 ADHD 损害、抑郁和过度的焦虑（仅部分有效）
- 心理教育测验以支持她在考试时被允许延时
- 在第三次全日制大学学习失败后进行疏导，以修改目标和计划，采取更可控的非全日制的学校学习
- 从事全职工作，更为结构化，能够更快得到奖赏和结果
- 在第三次学业失败后，她暂时回到家乡和家人一起生活，生活结构重新稳定

（刘璐　译，程嘉　孙黎　校）

# 4

## 马丁

> 我是门萨俱乐部成员，但在大学的前两年，我没有获得学分——吸食过多大麻导致我无法去上课。现在，我在几个很有意思的教授所教的课程中表现得很好，但我无法开始撰写论文并经常逃课……鉴于我惨不忍睹的课程记录，我努力毕业又有什么用呢？
>
> ——23 岁的大学生

当马丁和他的父母来到我的诊室进行初次咨询时，他是一个英俊但有点内敛的年轻人。那时候，他正处于大学二年级中期。他的父亲强调，自马丁很小的时候起，父母和老师就认为他非常聪明，但做事情时无法维持注意力，容易分心，不是很努力，并且不擅长与同龄人相处。父亲回忆起他小学二年级的时候，老师说马丁是个"小教授"，可以回答很多问题，但对同学表现得很冷淡。

多年来，马丁的父母咨询过不同的医生，询问如何帮助他们的儿子发展他非凡的智力。一位精神科医生认为他只是固执，另一位医生认为他可能"有点自闭症"。马丁的父母曾询问马丁是否可能有注意障碍，但医生说这么聪明的人是不会有注意力问题的。没有医生提供过任何有用的建议。

## 高智商且同时患有 ADHD 的风险

在谈及来找我咨询的原因时，马丁的父亲强调马丁的高智商与他整个上学期间的成绩是不相符的。这也是许多高智商但同时患有 ADHD 的患者的负担。至少在 ADHD 被诊断和治疗之前，他们往往会被反复提醒：他们的表现未能按照那些知道他们非常聪明的人所期望的那样，达到一定的水平。他们倾向于对自己感到失望，也能感受到家长和老师对他们的失望。

由于智商与成绩之间常常不相符，父母和老师往往试图通过提醒他们自身有多聪明来鼓励这些表现不佳的孩子去继续努力。研究表明，这种方法通常不如鼓励那些努力学习的学生，强调他们可以通过继续努力提高自己的成绩那样有用。研究发现，相对于把智力看作是一种可以通过学习和努力而改变的能力的学生来讲，那些把自己的智力看作是一种天生的固有能力的学生，在应对令人气馁的反馈时，会表现出不同的脑波模式，并且更缺乏动机。这些研究还发现，那些在成长过程中认为每个人都有与生俱来的、不可改变的智力水平的学生，在遇到负性反馈时可能会更快地感到挫败而放弃，他们会以为自己的智力不足以胜任工作。相比之下，那些认为智力能够通过不断努力而提高的学生，在经历挫折或负性反馈后更可能继续努力，以试图改善他们未来的表现[1]。

高智商者不太可能患有注意缺陷障碍，这一观点并不罕见。我们在耶鲁大学的研究小组以及其他学者的研究表明，高智商者也可能存在显著的注意力问题，即使有些人很有成就，并且也能够专注于一些特定的活动。ADHD 损害不局限于任何特定的智力水平，它可以影响从高智商到低智商范围内的任何一个人[2]。

许多医生和教育工作者尚未理解这一情况。他们认为，高智商是注意力问题的保护性因素。他们没有意识到，有些学生可以非常聪明，并且能够很好地专注于一些特定的活动，包括标准化测试，但在将超凡的智力应用于大多数日常活动中时仍存在明显困难，包括他们自己认为非常重要的一些活动。这些困难常常被视为由于厌倦或缺乏意志力而导致，然而它们实际上是大脑化学动力学的问题[3]。

## 回避社会交往

马丁小学成绩很好，虽然远没有达到父母的预期。这些年来，在课堂之外他很少与同龄人接触，在任何社团或运动中他都不活跃。在家中，马丁对家人并不是很亲热，他将大部分的闲暇时间用来阅读、看电视和用电脑。

马丁的父母多年来一直担心自己的儿子，不仅是担心他学业上未能达到他们的期望，而且也担心他对与同龄人建立友谊，以及参加运动、社团或者其他同龄人的活动缺乏兴趣。他们住的地方非常靠近其他孩子经常去玩的公园，但马丁一直回避外出参加非正式的游戏或体育运动。马丁经常拒绝参与此类活动，并经常抱怨学校的其他学生取笑他。

父母认为，马丁之所以在与同龄人交往方面存在回避和困难，可能是因为其他学生嫉妒他们儿子超龄发展的认知能力，但他们也担心他可能缺乏与同龄人交往的一些能力。一位评估过马丁的医生认为他可能"有点自闭"，这让他们很担忧。

在我跟马丁的初次访谈中，马丁并没有表现出任何孤独症症状。他的谈话模式有点僵硬和过于正式，但他能维持眼神交流并参与其中；他似乎也很逗趣，并且能够理解一些诙谐性、讽刺性的幽默。然而，正如二年级时老师评价过的一样，他仍然有一些"小教授"的风格，并且对他人的感受和关切有些不敏感。

> 马丁在社交上处于孤立状态。他住在一个单人公寓里，与其他学生，甚至那些租用同一栋公寓的学生交往非常少。他坦率地承认自己大量吸食大麻，同时非常羞愧地坦白自己很少离开公寓去上课，或与其他学生交往。

当马丁12岁的时候，他的父母将他送到寄宿学校，希望这种更结构化的、全天候的环境会有助于他的学业发展，提高他与同龄人相处的能力。最初，马丁非常害羞并感觉不舒服；相对他的年龄来讲，他长得有点小。同学们经常戏弄和欺负他。几个月后，他与舍友们的交往逐渐增多，但他遭受了一些情感上的创伤，从未有任何亲密的朋友。在他们的报告中，老师评论说，他很聪明，但注意力非常不集中，成绩很不稳定，经常迟交家庭作业和其他作业。尽管如此，在这种高度结构化的环境中，他以高分完成了他的高中学业，然后考上了竞争激烈的大学。

## 初次评估

当马丁和父母找我初次咨询时，他们对他在大学表现不佳感到沮丧。他成绩不佳主要是因为他很少上课，往往没有准备或完成作业。这所大学没有宿舍，学生需要在这个城市里租住公寓并自己解决用餐问题。马丁在社交上处于孤立状态。他住在一个单人公寓里，与其他学生，甚至那些租用同一栋公寓的学生交往非常少。他坦率地承认自己大量吸食大麻，同时非常羞愧地坦白自己很少离开公寓去上课，或与其他学生交往。

经过综合评估，我发现马丁实际上是一个非常聪明的年轻人，他的智商分数在人群中排名前 3%。他很有吸引力，富于幽默感，能广泛了解时事。他自称为"新闻迷"，定期跟踪报刊、广播、电视和网络上的新闻。他指出，如果他的学业还继续像以前一样，他将永远无法获得学位。然而，他也表示自己并不感到寂寞，并强调他是一个非常独立的人，不喜欢依赖任何人的帮助，并有决心自己解决问题。

在初次咨询结束时，我敦促马丁逐渐减少并最终停止使用大麻。他长期使用大麻帮助自己减少孤独感，以及学业失败的羞耻和无望感，但它同时也不利于他调动自己，从而建设性地解决学校问题和人际关系问题。

这项评估也证实了马丁及其父母的怀疑：马丁的确患有损害明显的非多动型注意缺陷障碍。我建议只要他能大大减少大麻的过度使用，就马上开始尝试 ADHD 药物治疗。我解释说治疗 ADHD 的药物对大量使用大麻的个体无效。因为他就读的大学离我的办公室很远，我敦促他寻求并配合当地医生的帮助进行大麻依赖、ADHD

以及他与同龄人社交关系问题的治疗。

马丁说他对尝试 ADHD 药物治疗很感兴趣，并表示他决心完全停止使用大麻。对于如何改善社交回避、缺乏动机去上课以及完成作业的问题，他并不那么乐观。尽管面临巨大困难，马丁强调说他希望重返大学，并尝试自己独立完成这件事情。即使在当前这样失败的时期，他那不依赖于任何其他人解决所有问题的坚强决心非常令人注目。

马丁说他会通过电子邮件与我保持联系，但我此后没有得到任何他的消息，直到那一学年结束时，他给我发了邮件。他写道："我已经完了！"并解释说他未能像我建议的那样得到治疗，未能减少使用大麻，并且在这一学年中没有拿到学分。他问是否可以找我进一步咨询。我们最终达成共识，他会搬到纽黑文在一所地区大学的暑期学校就读，与我保持密切联系，以便更清楚地了解自己的问题并制定一项长期计划。

## 新环境、新起点

马丁刚到纽黑文时，并不想过多谈他的感受，但在开始我们的治疗后不久，他提到他最喜欢的歌是妮娜·西蒙的《并非一无所有，我有生命》（Ain't Got No，I Got Life），其中包括这些歌词："不是没有朋友，不是没有上学／不是没有爱，不是没有名字……为什么我还依然活着？"然后总结道："我有我的大脑……我有生命……没有人能把它拿走。"这首歌似乎表达了他难以描述的失败感和失落感，以及他坚持下去并努力让事情变得更好的决心。

在暑期学校课程中，马丁非常成功。他停止了使用大麻，参加每一节课，并每天跟我见面。他和其他暑期学校的学生一起住在宿舍。他交了几个朋友，他们一起吃饭，经常一起出去。一天晚上，马丁打电话报告我说，他离开了和朋友们一起喝酒的酒吧；朋友们开始跳舞，他不会跳舞。由于担心可能会被逼跳舞，他逃离了现场，但在我的鼓励下，他回去了，告诉朋友们那天晚上他不能跳舞，因为他的腿受伤了。第二天，他自己主动在大学体育馆报名参加舞蹈课。他显然非常想让自己学会如何与同龄人更轻松地相处。后来他评论道："当我第一次来这里的时候，我是如此之傻。我花了很长时间才克服这个问题。"

在这种新的生活环境中，马丁停止吸食大麻，每天跟我见面，并使用治疗 ADHD 的药物，他表现出前所未有的改善生活状况的强烈动机。

在为期两个月的暑期学校结束之前，马丁、他的父母和我都同意他搬到纽黑文，在地区大学注册全日制课程，并且与我密切配合，继续治疗 ADHD，尝试了解和解决他的社交和情感困难，并完成他大学学位的攻读。

为改善 ADHD 症状，马丁开始服用哌甲酯缓释片。由于收效甚微，我们换用缓释苯丙胺。只有当剂量增加到超过通常推荐的最大剂量时才有些效果。马丁对这些药物反应不是很敏感，药物在他体内代谢很快。最终，他需要早上服用最大剂量的速释苯丙胺，随后服用最大剂量的缓释苯丙胺，下午晚些时候还要再服用最大剂量的速释苯丙胺，帮助他完成家庭作业和晚间活动。不能仅根据患者的年龄或体重来充分确定兴奋剂类药物的剂量，用药剂量取决于个体对特定药物的敏感度。

# 与过度隐秘和害怕依赖做斗争

当马丁在地区大学开始全日制学习时，他的长期问题逐渐变得更加明显。对于我来说，与马丁形成一个有效心理治疗联盟的过程是缓慢和艰难的，这令人沮丧。最初治疗时马丁很坦率，之后他倾向于非常隐秘，不愿意分享日常生活的琐碎信息，并非常不愿意分享他的情绪反应。有一天，他带着微笑，用这些话来描述自己："我是一个非常隐秘的人，甚至对隐秘这件事情都很隐秘。我隐藏了很多，但我不想让人们认为我隐藏了什么。"

马丁常常近乎傲慢，他偶尔愿意或能够放下他那掩盖得很好的自信，分享一丝内在的挣扎，尤其是焦虑和羞耻。他曾经承认："虽然我不经常表现出来，但在内心深处我真的很脆弱。"他不愿意详细描述，然后迅速中断之前的坦诚相告；第二天早上，他告诉我说，那天晚上他"不明原因地"呕吐了好几次。

当马丁形容自己很脆弱时，他并不是指自己的身体。他是一个高大、身材匀称、强壮的年轻人。在那个简短的评论中，他似乎是指内心的力量、信心和希望的脆弱。而这些对于一个人来说，在面对挫折和失败时是必不可少的。多项研究表明，对于大多数人来说，他们的效能感和自信感往往很脆弱，容易被失败的经历或者老师、家长或同伴的负面反馈所动摇或打破。这一脆弱感在一些人当中似乎更明显，像格外聪明的学生，还有那些背负着刻板印象（例如与ADHD诊断有关）的人，这种刻板印象会导致他们自身或他人预期其无法取得巨大成功[4]。即使面对自己，马丁也很少能够承认这种脆弱感。在许多方面，对此回避是他的一种适应方式。

在几年的治疗过程中，马丁一直非常谨慎，不愿分享个人信息，只有当他愿意自我暴露和合作时，能够间断地分享一点。这些连接时刻，推动了我们之间不曾说出但却逐渐增强的关系。马丁以前从未有过这样持续的关系，包括多分享一些个人情感甚至是日常生活细节。对他来说，与我建立密切而持久的关系是一种前所未有的挑战，是一个不总是受欢迎、但可以克服孤立隔离的机会。而这一孤立隔离是他自幼，甚至在家庭中的主要行为模式。

## 完美主义和计划能力差所造成的负担

相比在暑期学校上了两门课程，马丁现在上满了五门。他很不情愿地告诉我，因为花了太多时间准备其中两门功课，导致他无法及时准备其他三门功课。我要求看他每门课程的笔记。马丁两门课程的笔记非常全面、完美无瑕；每次讲课他都做了详细记录，然后仔细打印了所有页面，并确保每个页面都是完美格式化的。他在教科书的指定章节做了精心笔记，完美地加以格式化，并插入他在互联网上搜索到的相关图表来详细说明每一页。他这两门课程的笔记非常仔细、详尽，可以作为教科书来出售；而其他三门课程的笔记则非常零散和肤浅。

当我向他询问这种不平衡时，马丁耸耸肩说：“如果我不能仔细地把格式化做好，我就根本做不下去。它必须是‘刚刚好’。”他解释说，在课堂上做笔记时，如果他有拼写错误或不小心写在边缘外，他觉得有必要撕掉那张纸并重新开始，试图重做他那节课的笔记。他还描述了类似这种被迫准确行事的其他一些情况。当回忆起他在圣诞节的事情时，他笑了。每年他都以同心圆的方式在家庭圣诞树下摆放每个人的礼物，根据接收的人分组，礼物两两之间的距离精确测量。他还描述了他每周疯狂清洁的强迫状态，他疯狂地清扫并整理公寓。他笑着说："我想我有一点强迫症。"[5]

我们每周回顾他的学业两次。在这些谈话中，马丁经常认识到他的作业没有充分跟上进度，他没有有效地分配时间。他使用的治疗 ADHD 的兴奋剂药物明显提高了他在课堂上集中注意力和阅读或做作业的能力，但药物没有充分帮助他将任务按优先顺序排序。他经常把精力过多集中在他感兴趣的工作上，而对其他重要且即将到期的作业则集中不足。他反复下决心，决定此后他将把自己的作业仔细记载在日历和待办事项列表上，但他发现仅靠自己很难做到这一点。当我试图帮助他组织这一工作时，马丁很生气，并提醒我，他需要学会自己做好这些事情。

## 社交不敏感和未被识别的情绪

完全如他的学业一样，马丁还存在与人相处的困难。他不住在大学宿舍里，而是在我办公室附近租了一间公寓。在第一学年，他课后或晚上很少跟其他学生一起出去。大多数情况下，他独来独往。在他就读的新大学里，其他学生和他遇到的几个教师都觉得他很聪明，但是冷漠并有点傲慢。他对闲聊和其他能使人们之间相处更舒服的交往方式显得不耐烦。他会接话茬，并经常在别人说完之前说"我知道"。他经常对别人冷嘲热讽，说一些诙谐但常常伤人和有冒犯性的笑话。

马丁似乎没有意识到或不关心他的言行可能会影响其他人。他会答应给人打电话，但没有做，或者同意参加课堂作业小组，然后缺席。有时这只是健忘，是典型的 ADHD 症状。但这种表现往往是因为无视其他人的感受。

有个特别令人遗憾的例子，涉及马丁熟悉的一位教授，他对这位教授的工作特别感兴趣。与教授交谈数次后，他表示有兴趣担任研究助理。他获得了这个职位，接受了培训，并启动了该研究项目。

当我询问时，马丁对这项工作几乎没说什么。但几周后他透露给我，在没有告知对方的情况下，他已经不再做这份工作，并且几周来一直在回避与教授联系。我们花了一些时间谈论他没有通知就退出这个职位可能会如何影响教授和知道该项目的其他人。我们还讨论了尝试与那位教授修复关系的替代策略，但马丁感到太尴尬，以致不能再与这位教授交谈。

避免联系也是马丁与家人相处的特点。他很少谈及他们或主动去联系他们。在极少数他父母给他打电话的情况下，他经常说得很简短或直接让他们进入语音信箱留言，就好像他不在家。偶尔才能看到他对他们的潜在关心。当得知妹妹在学校过得很辛苦时，他费尽心机经常打电话与她保持密切联系。当得知年迈的祖母摔了一跤之后变得更加痴呆，他明显表现出不安，不愿意谈话，虽然在随后的几天里，他谈到与她一起度过的那些愉快时光。

许多这样的例子加深了我对马丁的印象，即虽然他似乎经常与情绪脱节，通常也很难表达情绪，但他并不缺乏与其他人建立和维持关系的能力。在与我的会面中，虽然他经常迟到，没有提前通知就失约，或者来了也不愿谈论太多，明确表明他希望结束会谈并离开，但有时在有成效的谈话中他非常投入。看起来似乎马丁只能容忍与我或其他人进行有限的社交和情感交流，经常避免接触。在讨论中，他通常回避谈论任何情感话题。他偏好于将谈话保持在一个事实层面或抽象的、不带个人色彩的层面，将他更多的个人生活包裹在隐密和过度私密的外衣中。他将此解释为他的家庭中典型的互动风格。

在我们第一年治疗的几个月里，我让马丁阅读并与我讨论一本关于情商的畅销书。看完关于使用同理心指引个人行为的重要性的一章之后，马丁评论说："这是我向来学习得很少，并且不擅长的一个生活维度。"他显然对掌握这一领域的技能很感兴趣，但他发现在所需要的内省和自我表露中保持一致性并不是一件容易的事情。

断断续续几个月来，我们讨论了他日常生活和情感过度私密的可能原因。马丁提到他父亲的朋友很少，他很少表现出情感或除沮丧和烦恼之外的其他情绪，即使对他的妻子和孩子也是一样。他说他确信父亲非常关心和爱他的家人，但是马丁声称父亲对他的大部分关心都是以批评和不断提醒马丁需要改进他的功课以及做更多家务的方式来表达的。马丁则以与父亲激烈争论政治或新闻，同时拒绝给父亲提供任何关于学校或他日常生活的细节这种模式来回应。这个小心实践的策略帮助马丁避免向父亲提供一些他担心以后可能会被用来批评或羞辱他的信息。

马丁强烈倾向于向我和大多数人隐瞒他日常生活的任何信息，尤其是可能被看作是软弱的事实或情绪，这说明早期家庭关系有力地影响了个体后期与其他人相处的行为。约翰·鲍比，一个关于人与人之间情感依恋的先驱研究者，描述了通过童年和青春期的经历，一个人对于自己将如何被看待和与他人相处，是如何产生一定预期的。这些预期常常会一直持续下去而没有太大的变化。这可能会导致他/她与新的朋友、老师、约会对象、配偶和其他人相处时，仍然遵循原有的假设，但这可能已经不适合当前的情况[6]。由此产生的"自我实现预言"（self-fulfilling prophecies）将严重干扰新的关系。

这就像是用旧的居住区地图在一个新的、不同的区域内进行导航。

对于像马丁这种在成长过程中与同龄人交往经验很少的人来说，这种陷入从童年或青春期延续而来的旧模式和互动模式的情况更糟。童年时期，我们与同龄人的友谊的一个重要功能是彼此交换关于我们自己和家人的意见。经常到朋友家里做客，看着朋友与他 / 她的父母和兄弟姐妹互动；观察他们如何争论、如何表达感情、如何与朋友交谈，他 / 她不被允许做的事情，以及他 / 她可以干的事；看看朋友对我们自己家庭的故事和观察的反应——这些经验可以为我们提供一个大开眼界的视角，即我们的家庭互动模式并不是人们互动的唯一方式。这样的经历也为我们提供了持续的、可以从中重新评估我们自己和父母的更广泛的视角，可能修正扭曲并找到亲密关系中思考和行动的替代方法[7]。

在马丁的成长过程中，他没有从与同龄人的亲密关系中获益。这让他陷入了相对不变的预期以及他童年和青少年期间在家庭中发展起来的行为模式。在与我及他人相处的过程中，马丁会陷入他与父亲互动时发展起来的那种戒备和距离，试图避免任何可能产生的羞辱。

新西兰的研究人员证明了早期同伴关系的重要性。在 9 年的时间里，他们随访了超过 1000 名儿童。他们的研究表明，在 9 岁时有同伴关系问题的孩子在学业和职业方面的成功率往往显著低于那些童年期同伴关系和谐的人。相对于那些 9 岁时同伴关系较为成功的人，9 岁时被同龄人排斥的人在学校表现更差，对他人更具攻击性，并且社交能力不足。9 岁时同伴关系最不成功的儿童中，有 10% 在离开学校后失业的可能性几乎是其他人的 5 倍之多[8]。

人际关系中这些有问题的自我发展模式是可以被修正的，但改变这种根深蒂固模式的过程通常需要在治疗关系中进行密集、长期的互动，需要专业指导等。对于陷入这种模式的人来说，学会看到目前的关系与他之前看来有问题的早期关系是不同的，并不是件容易的事。

## 困住的情绪和回避行为

马丁逃避行为的更极端情况是他的一系列"冬眠"行为：把自己关在公寓里，关掉手机，一天或几天的大部分时间都在睡觉，逃课，不做事情。有几次发生这样的情况时，我不得不去他的公寓联系他。在这些间断的时间里，他非常沮丧，无精打采，并且易怒。

最初，马丁坚持认为他的冬眠行为没有任何明显的原因，他没有经历过什么令人难过的感受。他的情绪往往以反复发作的牙关紧闭、恶心、呕吐和极度疲劳等形式间接影响他。后来就清楚了，在这种时候，他表现出隐秘的焦虑，无法抗拒的萎靡不振，而且经常是在他自己创造的压力情况下感到相当羞耻——例如，当他努力为一场重要的考试做准备时，其实他自己事先并没有完成足够的考试相关的阅读作业；或者论文的截止期限马上就要到了，他却还没有开始准备，然后突然意识到自己把一个获得好成绩的机会破坏了。

马丁逐渐开始认识到，当他面对预期的压力、自我破坏的后果，或其他带来强烈的、未知情绪的事件时，他存在一种长期的被抑郁和退缩困住的模式。但他每次提及自己的这种认识时，都会带着那种好像在说"就是你所说的心理学理论"的微笑。他无法轻易承认自己在面对恐惧、羞辱或失败方面存在的脆弱性。

## 大麻复吸和增加社交活动

在他新大学第一学年后的夏天，马丁跟一些让他感到舒服的朋友相互熟悉起来。他们都是每天吸食大麻的学生，有些人每天吸食好几次。开始和他们交往后不久，他又定期吸食大麻。从表面上看，这种行为只是重新开始了他在以前大学的经历，在那里他曾有2年时间灾难性地沉浸在过度使用大麻中。

虽然大麻复吸对马丁的学业效率威胁很大，但这与他早期的模式有所不同：这次他吸大麻并与他人交往。他开始与同伴一起外出。大麻使他放松，他开始享受与朋友聊天和开玩笑，听他们讲过去和现在的经历，并与他们分享一些自己的经历。他还第一次开始了与小组里面的女孩子约会。他开始以一种更成熟、符合年龄的方式与同龄人交往，并引以为豪。当他和一位女孩宣布他们"正在约会"时，他告诉我："这对我的自尊真的有很大帮助。"

尽管有这些社交方面的好处，但大麻复吸确实对马丁的功课造成重大影响。最大的问题是它过度解除了他的焦虑：对一些他需要担心的事情，他表现得过于心宽。他没有充分认识到坚持上课并定期完成作业的重要性。当我直接与他讨论这些由于他频繁过度吸食大麻而出现的问题时，马丁起初辩称使用大麻并没有损害他的工作，但当我们回顾他频繁出现的考试准备不充分，以及他经常对准备阅读和论文持无动于衷的态度时，他很快与我达成共识，即如果要实现获得学位的目标，他需要大幅减少对大麻的使用。然而，他发现，吸食大麻的模式并不会很快或很容易就可以改变。

大量研究表明吸食大麻往往会缓解焦虑；但是，大麻会导致"动机缺乏综合征"，即一种冷漠的"噢，无所谓"的态度，尤其是对于每周使用数次或更多的长期使用者，这会使自我努力被破坏，并削弱个体对未能履行承诺的可能后果的情感认知。它抑制了对维持动力和努力很重要的情绪。这一效应在长期吸食者的自我报告中曾被提到，同时在青少年和成人的实验室研究中也有报道。此外，即使在停止使用大麻 1 个月或更长时间后，长期使用者也往往在注意力、加工速度、工作记忆和其他执行功能方面仍然存在轻微但持续的损害[9]。

> 使用较高剂量的大麻活性成分，四氢大麻酚（THC），
> 往往会导致更严重的认知损害。

然而，应该指出的是，研究发现吸食不同剂量的大麻对认知功能的损害程度是不一样的。使用较高剂量的大麻活性成分 THC，往往会导致更严重的认知损害。换句话说，损伤与剂量有关。一项研究在规律吸食大麻者中，比较了中等和较高剂量的大麻使用对认知功能的影响，结果表明，吸食剂量较少者损害较小。吸食含有较高 THC 水平的烟草制品与更多的冒险决策有关，并且对认知-运动任务的损害更大，后者对运动协调（如开车）起重要作用。[10]

对于像马丁这样存在 ADHD 相关的慢性执行功能损害的个体，长期使用大麻往往会显著加重 ADHD 症状，并大大降低 ADHD 治疗药物的有效性。

马丁开始意识到他重新频繁使用大麻，即使不是每天都在用，正在加重他的 ADHD 症状并损害他的学业表现，但他发现减少吸食大麻很难。大麻显著提高了他放松的能力，减轻了一些让他感到有压力的感受——在新社交场合羞怯，在非结构化的社交场合与同龄

人相处时应该说什么和做什么的不确定性，陷入事后审查自己所说或做过的事情的倾向性，让事情做得完美的过度紧迫感，以及长期存在的尴尬或羞耻感。只要他停止吸食大麻超过一两天，这些不舒服的感觉就会越发强烈。马丁便开始变得更加烦躁和易怒，引发一种再次吸食大麻的强烈紧迫感。

马丁吸食大麻似乎还有另一种作用。特别是在他与我一起治疗的最初几年里，马丁在最糟糕的时候，比如在学期论文截止日期前或他没有充分准备的考试前夜，他会大肆使用大麻。最初，在面对此类事件时，马丁否认这样的时间点有什么意义。最终我们两个人都明白，他的大肆使用大麻是一种自我防御措施，这让他可以对自己和别人说："哦，如果几天前我没有因为吸食大麻而很兴奋的话，我可以考得更好（或者可以写出更好的论文）。"这是当马丁害怕不可否认的挫败并感到受挑战时，尝试保护自尊心的方法[11]。

随着他逐渐理解间歇大量使用大麻对他学业的巨大负面影响，马丁反复尝试去记录他吸食大麻的准确时间，并限制自己只使用更小剂量。他配合定期尿检并参加了成瘾者的自助小组。马丁有时能够更好地控制吸食大麻，但仍间断有过度使用的情况，这有时会影响他的学业。他反复地在控制大麻使用上出现困难，似乎并不是因为他享受大麻，而是因为缺乏有效应对未表达出来的焦虑和其他不舒服情绪的方法。

几年来，马丁在大学的成绩仍然很不均衡。在那些他觉得很重要或者教授很有趣的课程中，他做得很好，可以拿到 A 或 B。在其他一些课程中，尽管马丁缺乏兴趣，但仍能够做得很好，因为他足够聪明，即便没有认真准备，也可以在考试中得高分。但在另外一些课程上，他没有交关键的作业或超过了缺课的限度，只能不及格或退课而丢掉学分。尽管他的成绩经常出现极端不均衡，但马丁从未让他的平均分低于C；这一成绩远低于他的潜力，但足以使他维持在大学里立足。

在大学三年级开始时，马丁和7位男、女性朋友一起搬进了一幢租来的房子。那一年，他有机会亲眼看到他们每个人在处理学业、挫折方面时而成功、时而失败的不同方式方法，以及分享日常生活的快乐。他看到了一直努力学习的人和完全无心向学的人，分担家务的人和把家务和经济负担留给别人的人，调动大家情绪的人与破坏大家情绪的人。

这种共同生活帮助马丁学到了同龄人处理各种压力的多种方法，包括交往男/女朋友和分手、与教授相处、管理财务以及与家人互动。他还找到了应对他们友好或不友好反馈的方法。这些都是宝贵的经验，特别是对马丁而言，他在童年和青春期很少有密切观察同龄人处理日常生活责任和压力的机会。

在这当中，马丁逐渐成为一个领导者和朋友们的支持者。当他们与难相处的房东发生问题时，马丁组织进行回应及必要的协商。当一位室友因吸毒过量产生严重的精神症状时，马丁跟他聊天让他冷静下来，帮助他联系家人，以保证他能够接受必要的治疗。当另一位室友被男朋友抛弃后变得非常抑郁时，马丁在几个星期里花了好多时间帮助她好起来。

尽管与朋友一起生活有各种好处，但住在那所房子里，马丁也会遇到一些明显的问题。那些朋友中大量吸食毒品者不在少数，他们经常在房子里吸食大麻或其他毒品。马丁没有大量吸食毒品，但在控制使用大麻方面存在持续的困难。有时他能控制，这样他仍然可以继续工作；其他时候他做不到，这严重影响了他的成绩。他仍保持着整体平均成绩为 C，但有两门毕业所要求的专业课程不及格。

## 认识到错失良机，采取新态度

当马丁开始进入本科最后一年时，他被迫接受平均成绩为 C 对毕业来说是不够的。因为没有很好地完成两门特别要求的专业课程，他将不得不延期一年以获得学位。马丁显得士气低落。这就是这一章开头时引用的他对此表示悲观的："我将需要花 7 年的时间来获得我的学士学位，我的成绩如此差劲，即使毕业又有何用？"考虑到他没有做好本职工作，他想知道父母是否愿意支付额外一年的课程费用。他痛苦地承认："这么多年来，他们给了我很多很棒的机会——寄宿学校，原来的大学，来这里上这所大学——我浪费了好多机会！我没有真正好好利用所给予我的东西。"他在充满内疚的抑郁边缘摇摆，并考虑放弃获得学位的目标，但经过几周的犹豫不决后，他发誓并决心做需要做的事。

从多个方面来讲，本科学习的最后一年对马丁来说是重要的一年。他搬出了一直住的房子，这样他可以避免与过度吸大麻的朋友生活在一起；他转而搬进了一个公寓，与另一位朋友同住，他确信这位朋友不会鼓动他吸太多大麻。他几乎每天都去健身房锻炼，以改善自己的身体状况，缓解压力。他还和一位最近刚从大学毕业、有一份全职工作的年轻女士发展并维持了令人满意的恋爱关系。他认为她是有很强工作责任心并想继续深造的人，但同时也知道如何享受生活。

马丁对学位的价值有了新的认识，他更加认真负责地对待每一门功课；他很注意课堂出勤和完成作业的最后期限。他没有完全改掉等到最后一分钟写论文或准备考试的坏习惯，但他和许多其他同龄学生一样有效地学习，并取得了与他的实际能力更相符的好成绩。

○ ○ ○

马丁的功能多方面改善的原因难以确定。经过近 7 年的本科学习，包括 5 年的治疗，他看起来几乎是突然长大的，完成了迟到的成熟。马丁将他的大部分进步归功于与第一任女朋友的持续关系。他很尊重她，希望与她保持亲密关系，并在工作态度上效仿她。这种关系为他提供了一个持续的机会来发展情感和身体上的亲密关系，这种亲密关系使他不仅获得了相当大的满足感和良好的教养，而且还显著地增强了自尊，提高了以成人方式与伴侣互动的能力。当他跟女朋友及其家人共度时光时，他也有机会观察家庭风格的差异，学习家庭成员彼此考虑及互动的更多具有适应性的方式。

毫无疑问，其他的一些因素也促成了马丁的成长。有些教授提供了非常有用的压力、支持、认可和灵感。马丁父母资助他继续学习和治疗的耐心及意愿也非常重要，不仅是在经济上，也包括他们一直坚信马丁的潜力往往是被埋没的。我想马丁和我做了 5 年的治疗也有所贡献。

> 一项对 200 多名 ADHD 儿童的研究表明，在患有 ADHD 的人当中，支持自我管理的脑网络往往发育不成熟，比大多数同龄人晚 2 ～ 5 年。

另一个因素可能是大脑发育。一项研究对 200 多名 5 ～ 20 岁的 ADHD 儿童与没有患 ADHD 的对照组儿童的脑影像进行比较，结果显示，在患有 ADHD 的人中，支持自我管理的脑网络往往发育不成熟，比大多数同龄人晚 2～5 年。大脑发育的这些差异主要涉及对认知加工和计划有重要作用的脑区，而不是出现在大脑的所有区域[12]。马丁迟迟不能更好地控制自己以发挥他强大的智力水平，部分原因可能是他的大脑结构需要比同龄人更多的时间来发育成熟。有趣的是，马丁的父亲描述自己有类似的经历，大约在相同的年龄，从一个"软弱和懒惰"的学生转变为一个坚强而勤奋的学生。

在毕业的时候，马丁仍然需要加强他的职业道德和效率，提高他对自己情绪的认识，并与他人更敏感地互动。然而，在 5 年的时间里，尽管经历了许多挫折和失败，他在每个领域都取得了令人印象深刻的进步。毕业后，他获准攻读硕士学位，在此期间他一直努力工作并取得好成绩。在标准的 2 年时间内，他成功获得了硕士学位。

## 什么帮助了马丁？

- 改变环境，上全日制大学的同时维持密集的心理治疗
- 最初节制吸食大麻，然后采取降低危害的方法减少成瘾
- 高强度谈话疗法，以解决失败所造成的耻辱感、防御性讽刺、否认成瘾、回避社交互动、糟糕的计划以及过度的完美主义问题
- 逐步发展与男性和女性同伴的友谊，开始群体生活
- 药物调整以解决对兴奋剂极端不敏感的问题
- 监督和支持以维持在学校的努力，尽管他会间歇性地因为失败而感到羞耻

（吴赵敏 译，杨斌让 刘璐 校）

# 5

## 萨拉

> 我结婚25年了，有3个很棒的孩子，有一份体面的
> 记者工作，但我刚被解雇了，因为我无法分清工作的优先
> 顺序，跟不上节奏。自更年期以来，我在进度跟进和完成
> 工作方面遇到了麻烦。在这些事情上我一直以来就有问题，
> 但最近变得更糟糕。
>
> ——50岁的家庭主妇和母亲

萨拉之前从未被解雇过。大学毕业后，她找了一份工作，在一
个周报做特约撰稿人，并兼职为当地电台撰稿。后来，她升任一家
著名日报的记者，在那里，她的新闻和专题报道为她赢得了才华横
溢、卓有成效的赞誉。这种情况持续了近10年，直到她的丈夫被调
到另一个州的行政职位。他们搬家后不久，萨拉怀上了两个孩子中
的第一个，她选择留在家里做全职母亲，她很享受这个角色。

　　在接下来的 20 年里，萨拉养育她的孩子并且在教会和社区活动中成为一名活跃的领导者。他们的第二个孩子高中毕业后，萨拉决定恢复全职工作，以便帮助支付两所大学的学费。很快，她被一家周报聘为撰稿人。萨拉对重新开始记者的工作充满热情，但是时隔 20 年后，她发现这份工作比她此前在日报的工作困难得多。

　　一天中，她的注意力被频繁的电话反复打断，在确定任务的优先顺序和有效利用时间方面，她遇到了很多麻烦。她常常不能在任务的最后期限前及时完成，这招致编辑的严厉批评。萨拉感到沮丧和羞辱，开始出现偏头痛。在工作的第三个月开始时，她辞职了。她说，尽管有家人的情感支持，但她根本无法承受这份工作所带来的压力。

　　萨拉害怕在其他记者岗位上也会遇到类似的问题，所以决定报名参加当地的社区大学，开始学习一些课程以使自己有资格成为一名律师助理。她的写作技巧和长时间的学习使她取得了很高的成绩，平均学分绩点（GPA）为 4.0。在通过执照考试后不久，萨拉受雇在邻近的城镇做律师助理。虽然她在社区大学的课程中表现很好，但当萨拉努力适应新工作的诸多要求时，她感到被工作淹没，并且越来越焦虑。她犯了很多错误，每一个错误都加剧了她的焦虑和对犯更多错误的恐惧。她的合伙律师痛苦地抱怨萨拉缺乏时间管理技能，无法在规定的时间内完成任务。3 个月后，他解雇了萨拉，告诉她作为一个在繁忙的工作室工作的律师助理，她太健忘、太缺乏组织性并且做事太慢。两个星期后，她来到我的办公室进行初次咨询。

　　在我们的咨询开始时，萨拉告诉我，她前一晚几乎没睡，因为她非常担心我们会面的可能结果。"我希望你能发现我患有 ADHD，因为如果不是这样，那我可能患有早发阿尔茨海默病。那就太可怕了！"

当她讲述努力重返工作岗位的故事时，萨拉强调了她感到的尴尬和羞愧，因为现在的工作相较于 20 年前的工作挑战性要小得多，她 20 年前工作很成功，现在却做不好。"我启动做事要花很长时间，每一步我都会分心和走神。我感觉一直跟丛林大火搏斗，努力控制了一处火势，然后发现其他两或三处也在燃烧。我记不住事情的优先顺序，如果不马上写下来，我常常完全忘记老板让我做什么。我没有那么老；我只有 50 岁，但我的记忆就像一个筛子！"

按照萨拉所描述的她目前的情况，听起来肯定不像是处于一般衰退的状态。她说自己身体很好，看起来很活泼、精力充沛；她谈到了每年都要种植和维护一个巨大的菜园和花园。她告诉我她每周跑步两三次，有几英里，非常喜欢阅读，享受跟一群好朋友聚在一起。她注意到，在过去的几年里，自己对这些活动的热情已经大大降低了，但她仍然逼迫自己继续做大部分她一直在做的事情，虽然她感到越来越沮丧。

## 类似 ADHD 的症状直到中年才出现

为了了解萨拉早年是否有 ADHD 的症状，我询问了她在学校的经历。她说，她高中成绩很好，平均为 B，并成功完成了几门大学预修课程。高中毕业后，她进入了一所竞争激烈的文理学院，计划为进入医学院做准备。在经历了几门数学和科学课程的苦苦挣扎后，她决定追随自己对阅读和写作的强烈兴趣。她为校报和文学杂志做贡献，并获得了认可。这为她获得学位后从事新闻工作铺平了道路。在她上学的整个过程中，没有一位老师曾经表示她在集中注意力或组织和完成指定的工作方面存在困难。

当我对萨拉的当前功能进行评估时，我发现她明显患有通常ADHD 患者存在的严重的执行功能损害：

- 她抱怨说在任务变得紧急之前，她很难开始着手去做。
- 她发现几乎不可能长时间专注于不感兴趣的任务。
- 她觉得无法分清任务的优先顺序，常常把过多的时间花费在不重要的工作上，而逃避更紧急的责任。
- 她经常被一项任务困住，无法将其置于一边，去做其他需要她注意的事情。
- 对于那些不能很快完成的任务，她常常难以维持努力。
- 对于很久以前的某些事情，她记忆力惊人，但她在需要即刻记住的事情上记忆力令人沮丧地差。
- 她还说，在过去的几年里，她经常发现自己无法想起很熟悉的人的名字，或她需要表达特定想法的一个词。

在了解了这段历史之后，我让萨拉完成了成人 ADHD 症状评定量表的 40 项条目[1]。此量表得分在 0 ～ 120 分之间，任何 50 分或以上的分数都表明受调查者患有 ADHD 的可能性很大。萨拉在该评定量表上的得分为 93 分。她还报告了自己在 ADHD 成年患者中典型受损的多个执行功能领域都存在显著的慢性损害。

我还对萨拉进行了言语工作记忆的标准化测试。在这项测试中，我给萨拉读两篇短故事，每篇只有 25 个单词单元（表达特定事实或行为的一小组词汇）。读完每个故事之后，我立刻让萨拉尽可能一字不差地复述这个故事。在 20 分钟后，我不再给她读这些故事，我让她根据记住的内容复述这两个故事。根据已发布的评分标准，我能够将萨拉对故事的即时和延迟回忆的评分与同龄人进行比较。

萨拉的即时回忆得分在第 37 百分位数（意思是她的得分低于 63% 的同龄人），但在 20 分钟后的延迟回忆上，她只能够回忆起非常少的故事，得分低于 84% 的同龄人。在这项言语记忆测试中，大多数人得分与其在成人韦氏智力测验的言语理解指数得分相近：萨拉在智商测验中的得分非常优越，超过 98% 的同龄人，但像许多其他 ADHD 患者一样，她在刚听完这两个短故事后很难记住它们[2]。

> 萨拉年轻时似乎没有任何明显的 ADHD 症状。在最近的病史中，她表现出了 ADHD 的大部分症状，这些大约发生在她更年期开始的同一时间。

虽然萨拉在童年期、青少年期或成年早期似乎没有任何明显的 ADHD 症状，但在最近的病史，以及目前的言语工作记忆测试中，她表现出了大部分的 ADHD 症状。她认为这些症状大约是在她更年期开始时，月经周期频率逐渐减少的时候出现的。

## ADHD 症状的出现

根据精神疾病诊断手册当时的版本，ADHD 的诊断要求在 7 岁之前，至少有一些症状已经明显了。这是早先 ADHD 作为儿童早期发育障碍的概念的延续。该手册的最新版本修改了这一要求，指出一些 ADHD 症状在大约 12 岁前显现出来就足够诊断了[3]。这有些进步，但它仍然要求任何被诊断为 ADHD 的个体必须在青春期或更早的时候至少有一部分症状是明显的。

> 有些 ADHD 患者直到他们经历了成年期的压力，遇到
> 更多的执行功能挑战时，才会表现出明显的损伤。

ADHD 症状通常在童年期或青少年早期比较明显，这一假设存在根本缺陷。与 ADHD 执行功能受损相关的大脑基础结构直到青少年后期或 20 岁出头才完全成熟。虽然有些 ADHD 患者在童年早期就出现症状，但还有很多人直到青春期或成年早期面对逐渐增加的自我管理需求时才会出现明显的症状。有些孩子在小学是优秀学生，他们一天的大部分时间在单一的教室里，有一位能够替他们操作大多数执行功能的老师。然而，同样的这些学生到中学时，要上多门课程，每门课程有不同的老师，他们需要承担更多自我管理的责任。在这种环境下，他们的自我管理可能严重受损，完全符合 ADHD 的诊断标准。还有一些 ADHD 患者直到他们经历了成年期的压力，遇到更多的执行功能挑战时，才表现出明显的损害。

这种对 ADHD 相关执行功能损伤的延迟识别，可以与心电图（EKG）评估类比。一个人静静地躺在桌子上可能会显示一个非常正常的心电图。然而当在跑步机上跑步时做同样的测试，可能会发现动脉堵塞，即直到个体的心脏功能受到更多的挑战时，这种堵塞才会明显。心血管系统或认知功能的重大问题可能直到个体功能系统受到越来越多的需求挑战时，才会变得明显。

一项最近的研究纳入了一组完全符合所有 ADHD 诊断标准并且在 7 岁前就出现一些症状的成年人[4]。研究人员将这组成年人与另一组除了"7 岁前出现症状"这一条之外，满足所有 ADHD 诊断标准的成年人进行了比较。两组之间在功能损害水平、共患精神疾病和

完全符合 ADHD 诊断的血亲人数上均没有显著差异。之后的研究显示，这两组患者在人格特质上也没有显著差异[5]。这些研究表明，一个人的 ADHD 损害，可能在过了 7 岁之后很久才会变得明显。

## 共患病

　　像大多数患有 ADHD 的人一样，萨拉还有另一个精神问题。在她找我咨询之前的两年里，她一直有恶劣心境。恶劣心境是程度较低的慢性抑郁症的医学术语；它不存在重型抑郁症日常功能、睡眠和食欲的严重损害，也不存在自杀想法。通常有恶劣心境的人仍然能够去上班，完成大部分日常工作，但他们几乎每天都受到情绪低落、精力差和低自尊的折磨，并且在以前让他们感到愉快的活动中也只能感受到很少的乐趣。通常在做一些他们真正感兴趣的事情时，他们可以从恶劣心境中走出来，除此之外，他们往往会感到"情绪低落"[6]。未经治疗的 ADHD 患者罹患恶劣心境并不罕见，这往往是他们对未治疗或未充分治疗的 ADHD 所带来的挫折和压力做出的一种反应。

　　萨拉辞去了重新工作后在报社的那份工作不久，也就是大概在她放弃重新回去做记者而决定学习当律师助理的时候，她的恶劣心境就开始了。当萨拉发现自己再也不能胜任记者这一 20 年前如此成功的职业时，经历了失望和极度沮丧，由此产生的恶劣心境似乎是一种可以理解的反应。

---

　　未经治疗的 ADHD 患者罹患恶劣心境并不罕见，这往往是
未治疗或未充分治疗的 ADHD 所引发的一种挫折和压力反应。

---

情绪压力肯定会促进恶劣心境或其他精神疾病的发展，但压力往往是多层次的。一个压力源可以被背景中的另一个压力源所强化[7]。萨拉尝试重返记者工作岗位时所经历失败的压力，发生在当时另一个重大压力的背景下：她的第二个孩子刚刚过渡到大学。虽然大多数父母在开始经历"空巢"时会感到一些解放和解脱，但大多数人也会感到有些失落。

20年来，萨拉几乎每天都直接参与儿子和女儿的事情。她每天早晨叫醒他们，为他们准备三餐，监督他们上、下学和社交活动，提供指导，强加期望，倾听他们的脚步声、他们的声音和他们的音乐，直接分享他们日常生活中的起起伏伏。现在她正逐渐为失去生命中的这些片段而悲伤。正因为当时她已经感受到了这方面的重大损失，所以她在重新作为一名记者时没能获得工作上的满足感对她影响更大。

虽然这些综合的压力因素促成了萨拉的恶劣心境，但它们不能解释她同时所经历的所有认知障碍。恶劣心境通常可以有注意力的问题，但它往往不会带来更大的记忆、组织、优先排序等问题综合征。

## 更年期和中年起病的类 ADHD 症状

当我询问萨拉的学业、工作和其他生活经历时，她和她的丈夫都想不起来在她早年时有 ADHD 症状所造成的任何明显困难。和其他人一样，她偶尔会出现注意力不集中、计划和记忆问题，但这些问题都不会长期存在，也不严重，直到她50岁来找我咨询的前几年。换句话说，萨拉与 ADHD 有关的执行功能受损问题似乎是中年才出现的。

萨拉不是第一个在我办公室抱怨中年出现注意和记忆问题的中年妇女。许多有能力、成功、受过良好教育的女性——医生、律师、科学家、教授和企业高管也都抱怨过在她们40多岁、50岁时第一次出现类似的认知困难。事实上，这些女性中的每一个人都表达了萨拉找我咨询之初所存在的同样担忧："我得了ADHD，还是有早发型痴呆？"大多数人不仅感到沮丧，而且害怕自己永远失去关键的精神功能。

所有这些女性的共同点是，她们要么正处于更年期，要么已经过了更年期，不再有月经周期。一些因外科手术而绝经的年轻女性也有类似的抱怨。

## 雌激素在更年期认知损伤中的作用

2000年，我发表了对这一现象的初步观察，即围绝经期和绝经后的女性出现中年期起病的一系列常见于ADHD的类似认知损害[8]。在那篇简短的报告中，我注意到女性中年期出现慢性认知困难的可能机制是绝经期雌激素下降。雌激素是一种促进女性大脑中多巴胺释放的激素。多巴胺是大脑中产生的一种神经递质。它在促进为大脑执行功能服务的神经网络通信中起关键作用。神经科学的基础研究表明，在女性大脑中，雌激素以多种复杂的方式促进和调节多巴胺的释放，特别是在与执行功能相关的大脑区域[9]。如果是这样的话，女性在围绝经期及此后，体内雌激素水平显著降低或不稳定，可能很大程度上恶化了女性ADHD患者的症状，甚至可能在一些此前在任何方面都没有明显ADHD症状的女性中产生中年起病的类

ADHD 症状。

　　早期关于女性言语工作记忆的对照研究已经表明了雌激素对认知功能的影响。在一项研究中，研究人员向一组雌激素因手术或药物而受抑制的女性阅读两个故事，每个故事只有几个段落。在她们的雌激素水平被抑制后，测验她们回忆类似故事的情况。结果表明，在雌激素水平降低之后，这些女性对故事细节的回忆较雌激素被抑制之前要有限得多。研究还显示，在雌激素抑制之后补充额外的雌激素倾向于显著改善故事回忆能力[10]。

　　另一项功能磁共振成像（fMRI）研究显示，绝经后女性服用雌激素可以增加言语和非言语工作记忆任务中特定脑区的激活水平[11]。继我 2000 年那篇简短报告之后，许多研究详细阐述了许多女性在围绝经期遭受的认知损害以及雌激素对这些损害的影响。许多研究报道结果不一致，但有迹象表明，可能存在雌激素补充有效的关键时期。雌激素替代疗法可能有助于减轻围绝经期女性的认知损害，但有报道称这种治疗对某些女性效果较差，甚至可能对年龄较大的绝经后女性是有害的[12]。鉴于这些模棱两可的发现，以及一些女性和医生对雌激素补充疗法存在担忧，找到减轻围绝经期和绝经后女性认知损害的其他治疗办法会有帮助。治疗 ADHD 的药物可能是可以考虑的选择。

　　在过去的 10 年，在接受乳腺癌或淋巴瘤化疗的女性中，也进行过雌激素对认知功能影响的研究。许多（尽管不是全部）接受雌激素抑制药物治疗的女性报告并证明了这种化疗产生"化疗脑"，严重损害认知功能，尤其是工作记忆、执行功能和加工速度[13]。有证据表明，遗传因素可能使一些女性更容易遭受这种损害[14]。一项初步研究表明，一种治疗 ADHD 的兴奋剂——右旋哌甲酯，可能有助于缓解接受化疗女性的一些认知损害[15]。

o ○ o ○

萨拉没有接受过癌症手术或任何化疗，但她确实指出，她意识到在她的月经周期变得越来越不稳定并最终停止的同时，她的注意力、工作记忆和日常任务组织能力出现越来越多的困难。然而，她并不认为月经停止与她越来越健忘和缺乏条理有关。那时她开始出现潮热，夜间更频繁地醒来；在她看来，这些问题显然与她的雌激素下降有关，但她不认为自己日益严重的认知困难是由那些激素的变化所导致。

正如我之前提到的，萨拉害怕她的认知问题是由早发的阿尔茨海默病所引起，这是她母亲在去世前 9 年中所饱受折磨的一种疾病。在谈到她母亲的长期衰退时，萨拉哭了起来。"我只是不能在我的肉体真正死去之前，经历我的思想慢慢死去的过程。这对我和我的家人来说太难了。"当有朋友说她可能只是注意缺陷障碍时，她感到一些宽慰，但在她的内心深处，她觉得自己正在走向认知衰退，就像她在母亲身上看到的一样。

## 治疗中年出现的认知损害

我和我的一些同事在耶鲁大学进行了一项关于类似萨拉这样中年起病的女性的预实验[16]。我们招募了一小组抱怨中年时出现注意、专注和记忆问题，但童年或青春期没有任何 ADHD 病史的女性。一开始，我们采用了一些通常用于评估此类问题的神经心理学测试；我们还让她们填写了 ADHD 相关的执行功能损害评定量表。随后，每一位女性都接受了为期 6 周的托莫西汀（一种常用于治疗 ADHD 的药物）治疗试验，以及洗脱期后再服用 6 周的安慰剂。无论是患者还是负责这个研究的工作人员都不知道这位女性何时服用了活性药物，何时服用了安慰剂。在研究的每个阶段结束时，我们重新进行了神经心理学测试和评定量表评估。

当我们比较她们服用托莫西汀和安慰剂的反应时，看到了量表评分上的改善。参与者报告说，她们注意到自己的工作记忆和注意力明显改善。她们的神经心理测试得分没有显著变化。这项预实验规模很小，方法上有一些局限性，因此结果必须被视为有提示性的，但不确定。目前正在进行一项规模更大的同类研究，但使用的是兴奋剂。

正如刚才提到的，尽管这项初步的试验中，女性在评定量表所反映的认知功能上有所改善，但在神经心理测试中未显示出明显变化。这并不奇怪，因为在其他关于女性绝经期认知问题的研究中，这些测试通常被称为"执行功能测试"，在发现认知功能损害或改善方面，结果并不是很一致。这些"执行功能测试"通常涉及简单的认知任务，例如在不到 1 小时的时间里，和心理学家在一个隐秘的房间里，分类不同类型的卡片，阅读不同颜色的单词，绘制复杂图形，诸如此类。批评者认为这样的测试不能有效地测量随着时间的推移，在处理复杂的日常生活时，一个人的注意力、工作记忆、计划等功能的复杂性[17]。相反，有大量证据表明，患有 ADHD 相关执行功能损害的年长儿童、青少年和成人通常可以在 ADHD 评定量表上准确报告执行功能困难。其中一些量表也被证明对 ADHD 药物治疗所引起的执行功能变化很敏感。在围绝经期和绝经后妇女中，需要进一步研究来检验这一发现。

萨拉没有参与我们针对中年起病的认知损害女性进行治疗的初步研究，但我们确实为她提供了一项被批准用于治疗 ADHD 的兴奋剂治疗试验。在初级保健医师的支持下，萨拉开始了小剂量右旋哌甲酯缓释片试验。正如本书前面提到的那样，任何患者的兴奋剂有效剂量不取决于年龄、体重或症状严重程度，而是取决于个体对特定药物的敏感性。因此，当任何患者开始使用兴奋剂时，从非常低的剂量开始并根据需要一步一步地逐渐增加到稍高剂量是非常重要的。

> 萨拉还注意到兴奋剂有一个意想不到的好处：它有助于减少她的过度担忧和对批评过于敏感。

几周后，萨拉说 10 mg 的缓释片有助于提高她在工作中保持专注和努力的能力，虽然她觉得这对她的加工速度无明显帮助。她尝试了稍高一点的剂量——15 mg，但这让她感觉有点心慌，血压略有升高，因此她重新用回了 10 mg。几个月后，她再次加量到 15 mg 剂量，发现更有效，没有心慌的感觉，血压也未升高。早些时候，因为早上服用的兴奋剂在下午晚些时候效果就消失了，萨拉感到沮丧，这让她有几个小时感觉有点烦躁和疲倦。但是通过在下午 4 点左右令人不快的"反弹"到来之前，增加 5 mg 剂量的同种药物成分的速释剂型，上述现象很容易就得到了改善。萨拉也注意到兴奋剂有一个意想不到的好处：它有助于减少她的过度担忧和对批评过于敏感。她和她的家人发现，当她服用这种药物时，似乎更平静。

长效兴奋剂的作用通常在下午 3 点左右消失；对于大多数患者来说，小剂量的短效兴奋剂可以延长药物作用时间，覆盖夜间活动，同时也缓解了症状反弹问题。需要仔细微调剂量和用药时间来优化患者对兴奋剂的反应[18]。

萨拉服用兴奋剂稳定下来后，她报告说，每天在药物起作用的时间里，她的认知功能有了很大的改善。药物无法治愈 ADHD；如果有效，它们只是在药物起作用的时间内缓解 ADHD 症状。这类似于戴眼镜可以改善视力，但不能以任何持久的方式治愈视力的持续损害。

萨拉注意到，每天在药物起作用的时间里，她都能够更好地开始做事情并抵御过多的干扰。她说自己能更容易回忆起所听到的以及想说和想做的事。她发现更容易维持努力工作的状态，并能在合理的时间内完成任务。虽然萨拉不像 20 年前一样有效率，但总体感觉与进入围绝经期前效率差不多。

在兴奋剂治疗稳定后大约 1 个月，萨拉说，在来找我咨询之前已经困扰了她好几年的焦虑和抑郁问题目前仍在持续，因为她正动员自己寻找另一份工作。根据我的建议，萨拉的初级保健医生开了处方让她试用氟西汀，这种药物通常可以很好地缓解抑郁症状和焦虑。在大约 6 个月的时间里，她发现这对她有帮助，之后逐渐减了药。那时，她在另一家报纸获得了一个新职位，早上服用缓释兴奋剂，下午服用小剂量的速释兴奋剂，功能良好。一旦找工作和开始新工作的压力过去，兴奋剂治疗就足以控制她的情绪问题，她不再需要氟西汀了。

○ ○ ○

与本书中其他故事里的主人公不同，萨拉在理论上并不满足目前的 ADHD 诊断标准，因为她没有儿童期、青春期或成年早期

ADHD 损害的历史。然而，她在绝经期前后出现的认知自我管理损害事实上与完全符合 ADHD 诊断标准的成年人相同。

就像我们的小型预实验一样，萨拉的故事表明，用于治疗 ADHD 的药物可能对部分中年期出现类 ADHD 执行功能损害的女性有帮助。出于安全考虑，许多女性在绝经期后不愿持续使用雌激素进行替代治疗，并且雌激素替代疗法在治疗这些女性的执行功能损害方面并不总是有效。鉴于似乎有许多女性在围绝经期或绝经后遭受了这些执行功能损害，需要进一步研究 ADHD 药物治疗这些损害的有效性。

## 是什么帮助了萨拉？

- 通过谈话治疗识别问题并提供支持，包括空巢悲伤，以及既往简单的任务现在完成起来能力不足的尴尬和恐惧感
- 采用评定量表和临床访谈评估当前认知能力的优势和不足，以排除早发型痴呆，同时识别中年出现的 ADHD 相关执行功能损害和未受损的认知强项
- 对绝经期和雌激素与中年出现的执行功能损害症状的相关性进行教育和保证
- 兴奋剂治疗和微调剂量以帮助缓解类 ADHD 损害
- 同时给予选择性 5- 羟色胺再摄取抑制剂（SSRI）类药物缓解抑郁和焦虑症状

（吴赵敏　译，杨斌让　刘璐　校）

# 6

# 迈克

> 我爸爸总是说我很聪明，只是太懒了，也许他是对的。学校给了我留校察看的处分，现在我不得不退学了。我总是心不在焉，所有事情总是拖到最后一刻才开始做。我试过朋友的 ADHD 药物，觉得很有用，但我爸爸不想让我做 ADHD 方面的评估，因为他说这些药物就像类固醇激素。
>
> ——21 岁的大学生

迈克是个又瘦又高的年轻人，一头浓密的黑发，脸上挂着灿烂的笑容。在我们第一次咨询会面时，我问了迈克和他的父母他们是怎样决定来做咨询的。迈克解释说他因为成绩差刚刚从州立大学退学，这时他父亲打断了他的话，并对我说：

我不想太失礼，但我得坦率地告诉你，我不太相信 ADHD

这种说法。这个孩子很聪明，他有很大的潜力。他没有任何大的心理问题，他当然也不需要任何药物。他只是还没有学会如何去做他不想做的事情。

迈克垂下眼睛，回答说：

最后一点是对的。如果教授讲得很有趣，课程也是我喜欢的，我可以取得好成绩，就像高中时一样，那时我能得 A。但如果是很无聊的课，我无法强迫自己继续上课、阅读和完成作业，这时我就会得 D 和 F。我浪费了你们很多钱。

这时迈克的妈妈说：

这就是我们告诉你为什么不继续支付你学费的原因。这个情况已经持续 4 个学期了，而你只修了一半的学分。我们没有那么多钱浪费在这些你拿不到学分的课程上。我们知道你真的很聪明，我们觉得你只是还没准备好上大学。你需要工作一段时间，这样你才能先长大一点儿，我觉得你只是还不够成熟。

迈克回答说：

你总是告诉我，我很聪明。如果我这么聪明，为什么我不能完成学业，顺利通过这些课程？我觉得自己一点儿也不聪明，我想我应该放弃大学，找一份全职工作。

　　显然，迈克的父母觉得很沮丧，因为他们认为这些课程的学分只要他努把力就能拿到，而他却不这么做。同样明显的是迈克的羞愧、绝望，他越来越不相信自己如同父母和老师形容的那样聪明。

　　我与迈克及他的家人交谈的第一个任务是承认他们共同的挫折感和与日俱增的失望。只有这样，我们才能开始试图找出为什么这个高中的荣誉毕业生在大学的头两年里，一直挣扎在这种令人沮丧的矛盾和令人失望的失败中。我告诉他那满是怀疑的父母，我们需要获得更多的信息，才能知道迈克的大学问题是由于不成熟还是ADHD，抑或是其他一些因素。

　　在仔细了解迈克的长处和困难后，我使用了标准化的评定量表，请他和他的父母对他在许多我们所知的与ADHD相关的功能上的困难程度进行评分。我强调说，在我们对他的具体问题有更清晰的了解之前，讨论治疗方案，无论是用药还是不用药，都是没有意义的。我也建议迈克做一个全面的智力测验，让他和他的父母对其认知能力有一个客观的评价。迈克和他的父母同意这一方案。

　　一个星期后，迈克回来做智力测验。刚开始时，他开玩笑说这个测验吓到他了，因为他害怕这个结果证明他并不像父母或者老师认为的那样聪明，这可能显示他是个"智障"。但实际上，他在言语和视觉-空间能力上的表现令人印象很深刻。测试结束后，他的父母加入进来一起听结果。我首先解释了智力测验的评分系统，然后让迈克猜一下他的分数排在哪里。他很勉强地猜测自己的成绩也许比平均水平稍高一点。当我向他们展示他的智商分数实际在一个十分优秀的区间，也就是大于99.9%的同龄学生时，他很震惊，他的父母也都很惊讶。他们马上问："为什么迈克比同龄的大多数孩子聪明这么多，但却不能够在所有其他孩子能够及格的很多大学课程中取得成功？"

为了回答这个问题，我给他们看了迈克在我们在第一次会面时填写的标准 ADHD 评定量表的结果，迈克和他父母给出的分数都在"ADHD 高度可能"的范围内。我还向他们展示了他们对精神病学手册中 ADHD 诊断标准中项目的回答，完全符合诊断。我们还看了迈克在标准的言语记忆测试中的得分。在这个测试中，我给他读了两个简短的故事，每个故事有 25 个词，在读完每个故事后，我要求他尽可能一字不差地重复故事。（这是在第 5 章中我给萨拉做的同一个测试）。在这个测试中，迈克的成绩处于第 9 百分位数，差于 91% 的同龄人。我对这些测试以及最新 ADHD 研究的解释帮助迈克和他的父母认识到，虽然他非常聪明，但存在 ADHD 中执行功能方面的重大缺陷。听到这些话后，迈克的父亲承认他之前的怀疑是基于对 ADHD 完全不同的理解，而不是像我刚才解释的那样。

> 关于儿童和成人 ADHD 的研究表明，高智商的人也可以罹患 ADHD，而且在其 ADHD 损害被识别、诊断和治疗前，他们在学校挣扎的时间可能比其他许多人长得多。

家长和老师往往很难相信那些非常聪明的学生会患有 ADHD，尤其当他们不是问题学生时。人们常常认为，那些非常聪明的人可以利用他们的聪明来避免多种执行功能的困难，包括组织和优先排序、利用工作记忆、坚持完成任务，以及其他方面，而这些执行功能对于成功很关键。然而，研究表明，在更广义的认知功能中，执行功能是一个独立的领域。执行功能与智商之间的关联并无统计学意义。一项关于 ADHD 儿童与对照组的研究表明，两组间的执行功能差异不能用两组间的智力差距来解释，反之亦然。这个研究同时表明，对于每一个儿童，执行功能与智商是相互独立的[1]。其他关于儿童和成人 ADHD 的研究表明，高智商的人也可以罹患 ADHD，而且在其 ADHD 损害被识别、诊断和治疗前，他们在学校挣扎的时间可能比许多其他人长得多[2]。

在我向迈克和他的父母解释了我们对 ADHD 新的理解以及它与大脑中化学问题的关系之后，我问迈克是否同意加入正在进行的一项药物治疗试验，看看能否减轻他的 ADHD 症状。我解释了潜在的副作用以及可能的获益，我还解释说，我们不能够确定药物是否有效，但是有 80% 的概率能够有所帮助。

迈克很快表示他想试一下，但他的父亲反驳说，对于迈克服用这类药物的想法感觉不是很舒服，他想再考虑一下。迈克告诉他的父母，他有一次吃了一颗从朋友那里得到的阿德拉（Adderall）药片，一种治疗 ADHD 的药物。他说那天，药物对他的功课有很大帮助。他的父亲坚持说，对于迈克是否用药这一问题，他想要好好考虑一下。

迈克试用不是给他本人的 ADHD 处方药反映出了在许多大学校园和高中里面药物使用的普遍情况。学生们常常"借"或者买 ADHD 朋友的处方药。有些学生就像迈克一样只试一次，有些学生则会在未获得处方的情况下反复使用。媒体报道往往说，学生非处方使用 ADHD 药物是为了在派对中更兴奋。然而，许多大学学生中使用或滥用兴奋剂的研究报告说，这些非处方使用药物的学生绝大多数似乎不是以娱乐为目的，而是为了在考试或者通宵熬夜完成学期论文时，支持和提高他们的学习能力[3]。

迈克在下一次治疗时自己前来。他说他的父亲对于用药仍然很质疑，把它比作棒球运动员服用类固醇，但父亲说，如果迈克想试试的话，他也不会阻止。他的母亲也勉强同意了。

我和迈克讨论了药物疗效的不确定性，但只要根据个体的人体化学进行适当调整，药物对大约 80% 的 ADHD 患者会有显著的帮助。我解释了兴奋剂的有效剂量与一个人的年龄、体重或症状严重程度无关。有效剂量是由个体对特定药物的敏感程度决定的。我们也谈到了过量或剂量不足时可能的表现。

在我们对药物进行讨论后，迈克决定尝试一下。然而，在我真正写好转介单让医生给他开药之前，迈克却停了下来。

> 重新考虑了一下，如果不去上学的话，我不确定自己是否真的需要药物。首先，我必须决定在上学这件事上怎么做——我是否应该去我们当地学费很便宜的社区大学，尝试得到好的成绩，以便我最终可以回到大学；还是我干脆放弃上大学，去找个工作，谋得一份职业？我知道我的智商测试成绩高，但这不能保证我能够从大学毕业。也许我父母是对的，我只是不知道我是否真的适合念大学。

在是否尝试用药的问题上，迈克提出了一个更大的问题：他想知道自己是否有希望成功完成大学学业。

## 希望与害怕的冲突

我问迈克，他是如何思考这一决定的。他说他头脑中有两幅不同的画面来回不断出现。其中一个画面是，他想象自己回到校园，服用 ADHD 药物，能够持续完成学业，成为一个成功的大学毕业生，虽然开始时经历了困难、挫折，但最终能戴上学位帽、穿上长袍，获得毕业文凭。在这一画面中，他想象自己虽然有些延迟，但最终实现了他和父母的长久梦想：成为一个大器晚成的、十分聪明的年轻人。

> 心理学家证明，我们中的大部分人怀有很多可能的自我，即对自己可能成为什么样的人的幻想，描绘了我们希望成为什么样的人，以及我们害怕成为什么样的人。

然而迈克说，他甚至犹豫要不要开始尝试药物和回到学校，哪怕是在低成本的社区大学学习，因为他脑海中还有一个形象：他是一个不断失败的失败者，一个在老虎机中输光最后一元钱的赌徒，一个不知道何时止损、退出并转做其他事的人。

迈克说他一直在想，自己最终可能会成为父母一再警告他不要成为的那种人：一个懒惰的失败者，有很大的潜能，但从未发挥。迈克告诉我，他的叔叔尝试上了几次大学，但一直没拿到学位。这个很聪明的叔叔最后在一所小学里当了看门人，而没有成为家人和老师所期望的成功专业人士。叔叔是迈克的另一个可能的自我。

## 可能的自我

心理学家证明，我们中的大部分人怀有很多可能的自我，即对自己可能成为什么样的人的幻想，描绘了我们希望成为什么样的人，以及我们害怕成为什么样的人。这些可能的自我形象可能是基于我们过去或现在所熟知的、听说过的或在媒体上看到过的特定人物的具体形象。这些形象可能是充满魅力的、身材健美的运动员，自信并且受欢迎的社会人物，不需要担心账单的富人，有能力面对沮丧之人的坚定者，或者拥有令人羡慕的婚姻的已婚人士。同样，我们可能怀有代表更多消极结果的可能自我：一个没有魅力、身材严重走形的曾经的运动员，一个害羞的、没有朋友的孤独者，一个生活难以为继的穷人，一个没办法阻止那些无礼或粗鲁之人的被欺负者，一个没有伴侣或者有一个很讨厌的伴侣的寂寞之人。

一些率先使用"可能自我概念"的心理学家写道：

> 一个个体所有的可能自我可以被看成是持久目标、愿望、动机、恐惧和威胁的认知表现。可能的自我为这些表现提供了自我相关的形式、意义、组织和方向。因此，它们提供了自我概念和动机之间的基本联系[4]。

我和迈克用数次咨询谈论他自己的这些相互冲突的意象。我强调了"在此时"去看待自身情况的重要性，试图帮助他记住尽管他高中以来到目前为止学习成绩一直很差、很不稳定，但这并非是对未来的裁决。我们谈到了他在智商测试中的优秀表现以及他自己与他不成功的叔叔之间的差异和相似之处。

## 持续的社交焦虑

我还问迈克，他是否能看到任何其他可能加剧他大学适应困难的因素。他第一个反应是羞怯地承认他有很多次和几个吸毒的朋友疯狂地吸食大麻。他设法对父母保密，因为他知道他们强烈反对使用任何毒品。在初次评估中，即使我私下问他关于饮酒和吸毒的问题，他也没有如实回答我。他解释说自己从来没有持续吸食，但每学期有两个或三个时期，他会沉迷于其中。开始时是每天吸食，大约持续一个星期，这往往是在一个学期的关键时候，如准备考试或论文截止时。

我用一种非批判性的方式问迈克，他是如何决定什么时候吸食或不吸食大麻的。他的回答很直接："当我很焦虑的时候，会吸食。"他告诉我，他一直都在别人面前，包括父母面前，显示出一副很悠闲的样子，但实际上，他总是担心同龄人、老师和其他成人对他的看法。

我让迈克举几个例子。他回忆起自己刚开始读高中的时候，经常被别人嘲笑个子矮、长的像小孩。直到高三他才完全进入青春期，几乎所有其他同龄男同学都要比他早几年。虽然他在 17 岁生日后长得很快，最终身高超过六英尺（译者注：约 1.8 m），但他说自己仍然会做噩梦，梦到自己是一个侏儒，在学校走廊走着的时候被推到储物柜上，或者在换教室时他的书和笔记本被打翻在地上。他说他非常讨厌在体育课时去更衣室，因为在那里，他被要求在同学们面前脱掉衣服，在高中头三年的大多数时间里，所有同学在性征上的发育都比他更完全。

更衣室里不舒服的回忆让迈克谈到了自己更多的羞怯。他说：

> 也不仅仅是在初中或者高中个头矮这样的问题。即使在小学，我也总是很害羞。当我不得不和一个不是很熟的人说话时，我从来不知道要说些什么。我因为长得太矮而不能参加任何体

育运动。我就是不知道怎样才能表现出色。在课堂上，即使我能给出比大多数同学更好的答案，我也从来不会主动发言。只有当老师叫我的时候，我才会回答。我感到不自在，总是觉得每个人都能看出我是一个愚蠢的懦夫。我不想说太多的话，因为那样他们会觉得我是一个马屁精。

## 被洞悉错觉

迈克觉得别人能够很容易留意到他所认为的自己的弱点，这是心理学家所谓的"被洞悉错觉"或者"聚光灯效应"[5]。一些研究表明，很多人，特别是那些患有社交焦虑的群体，认为别人对他们不舒服的内在状态的认识比实际情况要多得多。

一项关于 ADHD 患者的全国流行病学研究表明，社交焦虑是 ADHD 所有共患精神病性障碍中最常见的，几乎 30% 的 ADHD 成年患者报告有社交焦虑。

社交焦虑——过度担心自己在别人眼中的形象，在 ADHD 患者中的患病率显著升高。一项关于 ADHD 患者的全国流行病学研究表明，社交焦虑是 ADHD 所有共患精神病性障碍中最常见的，几乎 30% 的 ADHD 成年患者报告有社交焦虑。这一比例远远高于一般人群中的患病率，以前的流行病学研究报告其发生率约为 13%[6]。这可能是由于 ADHD 患者常常生活在较大的恐惧中，担心他们的注意力不集中会被其他人注意到并让他们难堪。

迈克报告说他对尴尬的强烈恐惧是他经常缺席一些大学课程的

原因之一。如果他早上睡过头了，或者没有按期准备好论文，或者没有准备好小测验或考试，他通常会逃掉这节课，之后对下次课也会感到恐惧。他担心在课堂上会碰到教授，因为他没有完成应该做的事。如此一来，一次缺课往往会导致一次又一次地重蹈覆辙，直到他觉得不如直接完全退出这个课程，这样比回去上课并冒着被羞辱的风险所带来的羞愧感要少。

## 焦虑、大麻和药物

我们花了几次治疗探讨迈克的焦虑以及他为了减少焦虑而间歇使用大麻的问题，之后他宣布想彻底停止使用大麻。我提醒最好是逐渐减少使用，以便他能在较小压力的情况下适应身体变化。两周后，迈克回来并报告说，虽然我建议逐渐减少用量，但他还是突然停止了吸食大麻，并完全远离它，即使在戒断过程中他经常失眠，每天也变得更易激惹。

他为此感到骄傲，并下定决心继续节制。他开始艰苦地锻炼，这似乎逐渐减轻了他的入睡困难。然而，他还是问我是否能够给他开一些药物，以减轻那种"一切都暴露在阳光底下"的过分焦虑感。我联系了他的医生，对方欣然同意给迈克开氟西汀以试图减轻他的过度焦虑。我也向迈克解释说药物完全起效可能需要至少几个星期。

几个星期后，迈克说他已经感觉到焦虑有所减轻。他还告诉我，让他焦虑感最强烈的是约会。虽然他能够与课堂上遇到的女孩交谈或者和朋友出去玩时与女孩偶尔交谈，但他几乎没有约会经验。他觉得他能够成为女生的朋友，但不会是一个好男朋友。低年级时，他曾经和一个女孩"在一起"大约 6 个月，但最终这个女孩还是甩了他和别人约会。迈克的直觉是，她在性方面有更多的经验，并且想要一个比迈克更愿意参与性活动的男朋友。

在迈克的下一个疗程中，他身体陷入沙发，盯着地毯，犹豫地说："有时候我觉得自己可能是同性恋。我真的希望我不是，我也不认为我是，但有时候我对此感到疑惑。"我问他作为同性恋有什么不好，他说："除了我的父母会崩溃一段时间外，也许没有别的。我认识一对男性同性恋，他们看起来也还好。"我问他是什么让他觉得自己可能是同性恋，他是否有和其他男人的性经历，或者当他手淫的时候是否想过那样做。我提到这种经历在很多男生中常见，有些人最终发现自己是同性恋，有些人则不是。他没有任何犹豫地回答道："不，即使在我小时候也没有；我从来没有和其他男性发生性关系，当我自慰时，头脑中想的电影也总是关于我或其他男人和性感女孩做爱的画面。"

"那么是什么让你觉得自己可能是同性恋？"我问道。迈克直接回答

因为我没有勇气约女孩子出去，然后和她做爱。我看上了一个真正热情又友好的女孩，但我就是没办法进一步去了解她或者让她了解我。如果她答应了，我也会害怕自己不知道该怎么办。

当我们进一步讨论这个问题时，很明显迈克担心自己可能是同性恋并不是基于对同性的兴趣。这只是他认为自己是有缺陷的男性的一种表现方式，就像是如果男孩不能与女孩发展并保持性关系并不是源于害羞，而是因为他是同性恋。我解释说，虽然确实有些男

性同性恋害怕与女性发生性关系，但这并不是他们成为同性恋的原因。我试图帮助他明白判断是否为同性恋取决于什么会使其兴奋，而不是害怕去做什么。我向他保证，在任何性向的人身上都能发现性羞怯，如果他们坚持发展与潜在伴侣的友谊，而不是试图太快地进入明确的两性关系，他们中的许多人会渐渐克服这种羞怯。

几个星期之后，迈克回来报告说氟西汀似乎在起作用。他满面笑容地说："那些以前让我很烦恼的事情现在不那么令人烦恼了。"他告诉我自己是如何在当地一家加油站找到一份兼职工作的。在那里，他不仅负责加油，还帮助做一些小的汽车修理工作。对他来说，更重要的是他鼓起勇气开始和芭芭拉闲聊起来。芭芭拉是位很有魅力的姑娘，经常来加油。渐渐地，他们的交谈变得越来越久。他们一起吃午饭，并计划在接下来的周六晚上看场电影。"我做了这一切，没有感觉到我的心跳得太快，就像要跳出我胸腔一样。"

迈克说他不确定是什么让他做这些事情变得更简单。"也许是药物，也许是我每天做的运动，也可能是这个治疗，它使我发现很多人也像我一样会紧张。芭芭拉告诉我，她有时也有这种感觉，她说很多这个年龄段的孩子都一样。"

两周后，迈克让我给他的医生写封信，请求医生让他在服用氟西汀的同时开始服用 ADHD 药物。他说他已经决定报名参加当地社区大学的几门课程，秋季学期就要开始了。他告诉我："这几周我真的感觉好多了。我不觉得很难为情。与人交谈变得容易了，我不需要再去伪装那么多。"

不管是哪一种原因还是多种原因让迈克情绪改善和自信心增加，显然，他正在体验一些自己极度渴求的成功，这正在帮助他逐渐摆脱几个月前陷入的令人沮丧的困境。他开始觉得自己可能的自我形象中，更积极的自我形象有可能实现。

# 重新考虑职业目标

一个星期后，迈克带着他被社区大学录取的文件过来了。他说自己很难决定选哪些课。他高中的数学成绩非常好。上大学后，他一直计划成为一名会计，并选择会计作为专业。然而在查看自己的申请成绩单时，迈克注意到，迄今为止他成绩很好的大多数课程是英语和历史，大部分成绩差的和提前退出的课程是数学、经济和会计。当他告诉父母正在考虑转到历史专业时，父亲告诉他应该继续学习会计专业，因为这能让他毕业后找份好工作；父亲还说，他认为重要的是迈克要完成他已经开始的事情，而不是从一件事情跳到另一件事情。

迈克告诉我他对历史一直都很感兴趣，经常读历史书，看电视上的历史频道。他描述了自己对越南和伊拉克战争的复杂原因是多么感兴趣。我问他如果以历史专业大学毕业，他可能从事什么工作。迈克满面笑容，很快回答说："我想当一名高中历史老师。我想我能够用很生动的方式来给学生教授历史。"然后他宣布在接下来的学期中他将报名选修几门历史课程，不被父亲的偏好所阻碍。

那个学期结束时，迈克的两门历史课都得了"A"，其他两门课得了"B"。他在课外花了很多时间和一位他敬仰的历史教授探讨。学期末，迈克转成历史专业。在接下来的学期，他只缺一节课，交了所有作业，平均成绩是"B ＋"。

迈克为自己的成绩感到骄傲，他也为自己和芭芭拉的关系进展感到骄傲。在与芭芭拉以及她的父母进行了一次周末旅行之后，迈克感叹道她的父母是真的喜欢他，看起来他和芭芭拉很可能是有未来的一对。迈克说他们几乎每天见面，成为非常亲密的朋友，享受着令人兴奋和非常满意的性关系。

目前迈克把全部时间都花在和芭芭拉在一起，跟上全日制课程进度，以及在汽车修理厂做兼职上，他感到很忙碌，总体上也很快乐。有一天他说他觉得是时候逐渐减少和我的治疗了。然后他说：

> 在我们停止定期会面之前，还有一件事我需要和你讨论：高中毕业后，我一直不明白为什么自己没有去读大学。我是荣誉毕业生，比很多毕业后9月份去上大学的朋友成绩要好。但我甚至都没有去申请，我只是在州立大学的当地分校走读并继续住在家里。

## 家庭忠诚中的隐性约束

我问迈克关于那段时间他还记得什么。他回忆说，他的父母一直告诉他，他太不成熟，不能去上大学。父母告诉他，他们只会支付他作为走读学生的费用。迈克耸耸肩，叹了口气说："所以我接受了他们的意见，在那里上了一些课程，而我几乎每天都在一家比萨店做洗碗工。就在那时，我开始和几个吸毒成瘾的朋友一起出去玩，他们也没有上大学，他们中的大多数人并不聪明，他们也不在乎。"

我问迈克还能回忆起那些日子里的什么事情，他说："哦，对了，那是我妈妈非常沮丧的时候。她不得不在医院的精神病区住了几个星期，然后带着很多药回家。她的抑郁程度相当严重。她不得不辞掉工作，大部分时间她只是坐在那里盯着墙壁哭泣，或者在睡觉。"这是迈克第一次谈起他母亲的重度抑郁症。在最初评估时，当我问及过去几年家庭的压力事件时，他和他的父母都没有提及这一点。我问迈克他的父亲对母亲的抑郁症是什么反应。他告诉我，他的爸爸

> 只是变得非常沉默，几乎不跟人讲话。大多数夜晚，他只是喝半打啤酒，然后看着电视就睡着了。就好像他不知道要做什么，也不知道要对妈妈或者对我说什么。所以我试着和妈妈说话，给她做饭，确保她在服药。

为什么迈克高中毕业后没有马上去上大学，这个谜似乎不再是谜。当他的朋友们在高中毕业后 9 月份去上大学的时候，迈克和他的父母对此一直以来的解释是迈克"太不成熟"。然而，母亲患有重度抑郁症，父亲在她出院后很无助，这为这个故事提供了另一种解释。迈克承担起照顾和支持他患有重度抑郁症的母亲的职责，觉得有义务待在家里照顾她，即使这意味着他要推迟自己长期以来打算直接上大学的计划。迈克或者他的父母没有明确认识到这一点，甚至事后也没有；他们继续解释说，他待在家里是不成熟的表现，而实际上，这是他的力量以及对家庭忠诚的表现。

> 家庭治疗师写过一些青少年和年轻人之所以不愿离开家，不是因为他们太脆弱而不能离开父母，而是因为他们自觉或不自觉地感到需要留在家里照顾和保护看起来需要他们帮助的父母中的一方或双方。

大多数心理学家很少把忠诚作为青少年和年轻人努力进入成年生活的一个影响因素。然而，未被认识到的忠诚可能会是延迟一些人成长的强大力量。一些家庭治疗师曾写过，一些青少年和年轻人之所以不愿离开家，不是因为他们太脆弱而不能离开父母，而是因为他们自觉或不自觉地感到需要留在家里照顾和保护看起来需要他们帮助的父母中的一方或双方[7]。

即使年轻人能充分认识到并有意识地与这两方面的冲突进行斗争——一方面希望留在家里照顾情感或躯体上患病的父母或者贫困或任性的兄弟姐妹，另一方面希望离开家庭，继续追求学业并能更加独立地生活，协调这两者之间的关系仍十分困难。当问题被埋藏起来，不被家庭成员如实承认时，这一冲突就更成问题了。

在这些情境中，就像在迈克的家庭里一样，留下来的那个人可能会被贴上"软弱、不成熟或太需要父母持续支持"的标签，而父母或者兄弟姐妹的需求仍然是"不可讨论的"和未被认识的。基于这个原因，忠诚冲突可能会保持着隐形的状态，并且极难改变。那个被约束的个体可能会继续认为自己是软弱的，不能有效地与同龄人或其他成年人相处，长期依赖于那个隐形依赖自己的人。

我和迈克用几次治疗讨论了他所面临的母亲重度抑郁、父亲无法帮助她的这一困境。我们谈到他是如何开始相信自己太不成熟而不能去上大学的。我们还谈到了他如何开始表现出一个不成熟和不负责任的学生形象，以此来符合父母的推论。

○　○　○

在接下来的几个月里，我们减少了见面的频率，而他和芭芭拉的关系继续加强，成绩也继续提高。两年后，迈克写信告诉我他刚以优异的成绩从大学毕业，已经顺利完成了他的教学实习，继续与芭芭拉交往，并将于 9 月份开始一份新的工作，担任高中历史老师。

## 是什么帮助了迈克?

- 通过谈话治疗来解决以下问题：社交焦虑、为减轻焦虑而使用大麻、重新评估职业目标、对性的不安全感以及家庭忠诚中的隐性束缚
- 家庭治疗中帮助迈克和他的父母认识到迈克在大学遇到的困难主要是由于 ADHD，而不是懒惰或不成熟
- 对目前认知的优势和劣势进行量表评定和临床评估，向迈克和他的父母解释 ADHD 也可能存在于非常聪明的人当中
- 对"可能自我"的矛盾观点进行治疗性澄清，以及明晰对未来的希望
- 使用 SSRI 药物降低过度焦虑和社交焦虑
- 探讨对 ADHD 药物治疗的冲突感受，使用适当的神经兴奋类药物并进行调整

（陈晓莹　译，杨斌让　刘璐　校）

# 7

## 莉萨

其他孩子好像听不懂我的笑话，对我是谁也不感兴趣。
我试着交朋友，但当我给他们打电话时，从来没有人给我
回电话。我试着和父母谈论这些事，但爸爸不理解，妈妈
总是对我大声喊叫。治疗 ADHD 的药物能够帮助我完成功
课，但对社交却没什么帮助。

——15 岁的高中生

莉萨和她的父母第一次来我的办公室时，她 15 岁。她比同年龄
的孩子要矮小，如果不知道她的年龄，我可能会猜她要小几岁。她
手上拿着两个小娃娃，是动画片《辛普森一家》中的荷马和玛吉的
复制品。当看到我认识这两个角色时，她露出了灿烂的笑容，然后
摇摇脑袋，好像在说："那又怎样？"很快她的父亲让她把玩具收
起来。她没有理会。她的母亲严厉地看着她说："我告诉你，现在把

那些东西收起来！"莉萨叹了口气，翻了下白眼，然后把娃娃放在旁边。

当我问莉萨她的父母为什么带她来时，她说："去年一整年他们让我去看儿童精神科医生，因为他们觉得我有对立违抗障碍和ADHD。这是浪费时间，就像之前他们带我去心理诊所一样。"我问道："那么你希望我们在这里做些什么呢？"莉萨立刻做出了反应："让我的父母不要总是吵架，让我的成绩提高，让所有的孩子不要把我当成麻风病人一样对待。"

## 家庭的三角冲突

莉萨的母亲很快回应道："如果你做了你应该做的，我们就不会吵这么多了。"她的父亲补充道："你需要学会如何尊重你妈妈和我。"在短短几分钟，莉萨和她的父母演示了他们三个是如何陷入一场争斗之中的，这是一场三角关系的战争。这场战争把父母的婚姻问题和莉萨提到的另外两个问题——她的学习成绩不良和她与同伴持续的关系问题——都引开了。

讨论还在继续，母亲抱怨她的丈夫没能对莉萨更严格些，不能让她完成作业，并且不管她要求什么，以及这些要求多么不合理，他都会满足她。她提到有时候莉萨为了让父亲放学后带她去麦当劳吃汉堡，会推他或者打他。莉萨的父亲承认，他发现对女儿让步比忍受她无休止的要求要容易得多。莉萨补充说："是的，然后我妈妈就生气了，对我爸爸大喊大叫，说他是个窝囊废。"

从表面上看，莉萨只是一个不尊重人的青春早期的孩子，一个父母正在努力应对她的长期违抗以及在学业上拒绝付出足够努力的独生女。深入来看，家庭中的三个成员显然都在受着折磨。父母看起来都很聪明，但彼此之间的距离很远，对彼此及对莉萨都很失望。我对莉萨最初的印象是她很聪明，但同时也很抑郁、易怒，她痛苦地意识到自己无法与同龄人建立令人满意的关系，并担心自己目前在学业上的无能，因为现在开始上高一了。

## 兴奋剂"反弹"和下午晚些时候的易怒

1 年前，莉萨之前的治疗师开始给她服用 ADHD 药物。她服用的是一种长效兴奋剂，这很好地帮助她提升了上学期间的注意力和学习方面的努力。然而，像许多服用长效兴奋剂的学生一样，莉萨发现药物的治疗作用往往在放学后逐渐消失，之后，她经历了疲劳和过度易怒的"反弹"，这严重影响了她每天放学回家后的行为和注意力。这种易怒持续到晚上。不幸的是，开药的医生没有认识到这一问题或提供针对反弹问题的任何治疗[1]。

虽然 ADHD 药物并不是用来改善情绪的，但是很多患者发现兴奋剂可以改善他们"自上而下"的情绪控制，这样他们就不会那么容易感到受挫或易怒。然而，对一些患者来说，兴奋剂药效消失得太突然，让他们变得更加喜怒无常。通常情况下，在长效药物药效逐渐消失之前，加服同一药物的小剂量短效剂型可以缓解这种情况，这样，患者对药效下降的体验会更平缓，情绪上更不易"崩溃"。

我干预的第一步是让莉萨的医生给她开同一兴奋剂的短效剂型以提供"加强剂量"，让莉萨放学后立即服用，这样在下午晚些时候和傍晚，当她需要做作业以及与父母互动时，就会有充足的药物持续起作用。幸运的是，加强剂量很好地帮助莉萨减轻放学后的易怒感，也帮助她更有效地完成功课，减少了她和父母之间的冲突。

## 揭开家庭的两极分化和冲突

当谈到莉萨和她父母之间的长期冲突时，我们发现在如何处理莉萨的问题上，她的父母存在两极分化，这一点很快变得很明显。正如许多其他存在异常对抗孩子的家庭一样，父母中的一方总是扮演"执法者"的角色，而另一方则是"棉花糖"的角色[2]。当莉萨说话无礼、没有达到妈妈的期望，或执行指令较慢时，莉萨的母亲会很快与她对抗。莉萨的母亲会大声吼叫，取消她的特权，施加其他惩罚；作为回报，莉萨经常做出无视和令人讨厌的反应。不论莉萨有多苛求或多无礼，她的父亲很少当面质问她，几乎从不惩罚她。即使有时莉萨冲他大喊大叫、推搡他，他最终也会让步，答应她的要求。在这些事情之后，他会向母亲诉说莉萨的这些不良行为，希望母亲能当面质问莉萨。这个时候，莉萨自己会加入母亲的行列，批评父亲太软弱无能。

> 正如许多其他存在异常对抗孩子的家庭一样，父母中的一方总是扮演"执法者"的角色，而另一方则是"棉花糖"的角色。

很明显，父母都很爱自己的女儿，想要帮助她做得更好，但几年来，在如何更好地处理莉萨的问题上，父母双方都陷入了长期的冲突中。父亲觉得妻子面对莉萨时过于激烈，而莉萨的母亲则一直以来对丈夫无法管教莉萨并把所有的管教任务推给自己感到愤怒。还有很多迹象表明，在莉萨出生之前很久，这对父母就一直不快乐。莉萨陷入了父母不断的婚姻冲突之中。

正如莉萨在我们初次见面时所说的那样，她对父亲做出的举动会激怒她的母亲，母亲因此对她和父亲都表现出强烈的愤怒；这又常常让父亲和女儿在母亲的长期愤怒中结成受害者同盟。莉萨似乎陷入了父母长期的婚姻冲突中，有时会引发他们相互对立，有时又会把他们的愤怒引到自己身上。

为了解决这些家庭问题，我开始与莉萨和父母开联合家庭会议，偶尔与父母单独见面，更多的是与莉萨单独见面。家庭会议的重点是通过努力使父母保持一个更团结的阵线来应对莉萨不恰当和无礼的行为，改变他们与莉萨的互动模式，在处理孩子不合适和不尊重人的行为方面保持更好的一致性。我们还讨论了莉萨可以使用的策略，她可以不介入父母的分歧，从而让自己从他们的冲突中解脱出来。我这样做的目的是让家长认识到，他们需要建立一个养育团队，尝试帮助他们的女儿学习如何更好地与他们以及家庭以外的人，尤其是同龄人相处。

## 社交技能拙劣所带来的压力

在我们的单独治疗中，莉萨经常抱怨同学们，不管是男生还是女生，都不喜欢她，会忽视她，对她想建立友谊和参加他们活动的努力也不予理睬。她举的第一个同伴问题的例子是她所在班级最近一次去游乐园。在去游乐园的公共汽车上，莉萨在一个很受学生欢迎的组长背后做了一个下流的手势，其他同学告诉了组长，组长随后质问莉萨；莉萨起初否认，但很快就承认做了这个动作。

莉萨告诉我，那天他们小组下了车，其他人很快就跑开了。"他们把我扔下，让我一个人在游乐园转了一整天，那是我一生中最糟糕的一天。"当我问莉萨为什么要在车上做这个手势时，她说："我只是在挑战权威。青少年就是这么做的。"直到她被同组成员抛弃，莉萨才意识到同学们不会觉得她的手势有趣或得体，特别是针对大部分同学都确实喜欢的一个成年人时。

在接下来的几个月里，我们讨论了更多的例子。在这些例子里，莉萨努力去表现幽默，但是同伴的反应让她受到伤害，感到惊讶。有时，她的幽默有些奇怪，但十分有趣；在其他时候，她的幽默显然是不合时宜和错误的。我们需要讨论很多例子来帮助莉萨更清楚地意识到什么样的笑话可能让别人觉得好笑，而什么样的笑话会带来更多负面的反应。这些判断很难让某些人理解。与教会莉萨这样的人何时开玩笑可能让人觉得有趣，而何时不会相比，教一些8岁的小孩分解二次方程会更为简单。即使对大多数人而言，这些判断是凭直觉做出的，但其中也涉及许多复杂的考虑。

一些研究发现，与大多数没患ADHD的儿童相比，ADHD儿童与同龄人相处时，往往会出现更频繁、更困难的问题。即使在夏令营这样的情景中，孩子们与一群新的同伴互动，能够有一个很好的开始，并且没有任何问题，但是那些患有ADHD的儿童的行为方式往往很快会导致同伴拒绝。他们常常为自己争取过多的关注，却不在意同伴的感受。这样的拒绝可能很早就出现。

一项研究发现，很多ADHD儿童在参加夏令营的第一天就遭到同伴的厌恶和排斥，这一时间比其他人早几天，而且这种排斥会持续到夏令营的最后一天。通常他们惹恼同伴不仅仅是因为要求过高，还可能因为不遵循同伴交往时的一些常规、非正式的规则。遭受同伴排斥的儿童更倾向于与家人黏在一起，因而错失很多与同伴的互动，而这些互动能让他们学会合作、协商和解决冲突的技能，这些技能对他们一生中基本的社会功能是至关重要的。一些研究者强调，这些社交问题是 ADHD 患者执行功能损害的特征性表现[3]。

## ADHD 患者中的阿斯伯格综合征问题

当我从莉萨那里听到更多关于她与同龄人之间的问题时，很明显，她在社交方面的困难比其他大部分同龄的 ADHD 儿童更为严重。虽然莉萨有时能够事后发现问题，但她似乎在预测其他人，尤其是同龄人，如何回应她的幽默方面存在明显的困难。她评论说："我身上有种东西让人讨厌……我就是个怪胎。就好像我在英语课上的写作，我经常会写一些让人恶心的细节，即使我觉得这些描写很有趣，很多时候就像《辛普森一家》那样。"她似乎真的很困惑，不明白为什么其他同龄人不像她那样觉得她的幽默很有趣。

随着她举出更多的例子，我们可以清晰地看到，在被同龄人隔绝的情况下，莉萨沉浸在观看《辛普森一家》那表现夸张且极具讽刺风格的幽默中。然后，她在与父母和同龄人相处的过程中模仿这种风格，却无法意识到，在她这个年龄的孩子看来，这种风格往往显得幼稚和可笑。她的父母对她这种"辛普森式"的幽默感到恼怒，但他们没能帮助她去明白，她的幽默可能会惹怒其他高中生或让他们觉得自己很可悲。

莉萨的同伴沟通问题比大多数患有 ADHD 的青少年更严重；在

某些方面，她与同龄人的互动方式似乎更像一个患有阿斯伯格综合征（Asperger's Syndrome）的孩子，一个极度渴望与同龄人进行更多的社交互动，却不知道如何做的孩子。

> 有 20% ～ 50% 的 ADHD 儿童也符合孤独症谱系障碍的诊断标准。这些孩子往往在判断社交场合、注意别人对他们的反应、设身处地地为别人着想，以及在与同龄人交往时灵活地转换角色和行为上，表现出更大的缺陷。

虽然许多 ADHD 患者往往在同伴关系中表现出困难，但对于其中一些人来说，这些困难是源于孤独症谱系障碍（比如阿斯伯格综合征）个体中特有的更严重的社交沟通问题。最近的研究综述对 ADHD 儿童和孤独症谱系障碍儿童进行对比发现，20% ～ 50% 的 ADHD 儿童也符合孤独症谱系障碍的诊断标准[4]。这些孩子往往在判断社交场合、注意别人对他们的反应、设身处地地为别人着想，以及在与同龄人交往时灵活地转换角色和行为上，表现出更大的缺陷。

虽然他们有些相当聪明，但这些社交技能存在更严重缺陷的孩子不能理解社交互动中的非正式规则。包括很多 ADHD 儿童在内的大多数儿童仅通过观察他人，特别是同龄人和稍年长儿童的互动就能学习这些规则。而对于一些问题更严重的儿童，即使被告知其社交行为不恰当，他们就是"不明白"，并且也不能够很容易地运用一些替代行为方式。只有付出很多努力，经历许多痛苦，他们中的一些人才能学会使用智慧来习得社交技能并将其运用到自己的行动中，而这些社交技能对于大多数同龄人来说是凭直觉获得的。莉萨没有完全符合孤独症谱系障碍的诊断标准，但她在童年和青春期早期确实有一些更严重的社交问题。

## 青春期延迟发育的影响

莉萨身材矮小、发育不成熟，这使她的社交困难变得更为复杂。她看上去像一个比实际年龄小几岁的女孩。虽然她从未和父母谈过这些问题，但她意识到了这一点，并为此感到羞愧。莉萨身体发育的不成熟和笨拙的社交技巧大大增加了被同龄人当作替罪羊的风险。这个年龄的大多数男孩和女孩都非常清楚自己所处的青春期状态。一些听说莉萨迷恋《辛普森一家》的人开始叫她"麦基"，她是这个卡通家庭里的小婴儿；其他人直接轻蔑地叫她"矮子"或"怪胎"。特别是在初中和高中，一些青少年会毫不留情地嘲笑那些外表和行为都像小孩子的同学。

认识到莉萨身体发育不成熟所带来的困难的严重性，她的儿科医生安排莉萨咨询一位专家，专家发现莉萨的骨龄比实际年龄小了3年多。医生给莉萨开了生长激素，帮助她逐渐追赶体格生长和青春期发育。不到1年，她长高了4英寸（译者注：约10 cm）多，开始看起来更像她的女同学中的小个子。

尽管莉萨的身高有所增长，也努力减少自己对同学们做出不合时宜的幽默，她仍然觉得自己在高中是一个被围困的弃儿。她广为流传的"怪人"名声，以及她往往过度紧张和刻薄的回应嘲笑的方式，致使莉萨一直都是替罪羊的角色。尽管困难重重，莉萨还是决定要上一所好大学。她的父母都是大学毕业生，她的父亲毕业于一所竞争非常激烈的大学，她的母亲正在兼职攻读研究生学位。虽然莉萨在高中头两年的成绩并不是很好，大多在 C 的范围，但她希望自己也能够和她父母一样走相似的教育成就之路。对于这一点，我建议我们做一个 IQ 测试和标准化的学业成就测验，来获得更为客观的信息以判断莉萨在认知方面的优势和劣势。

莉萨在 IQ 测试中的言语理解和知觉推理部分表现很好，得分优秀。与其他许多聪明的 ADHD 学生一样，她在 IQ 测试中的工作记忆和加工速度这两项的得分要差很多（虽然还在正常范围），而这两项执行功能在 ADHD 患者中通常是受损的。莉萨的阅读和写作成就测验结果在平均水平，数学成就测验结果处于平均水平的低端。如果根据 IQ 测试中莉萨的高言语理解和推理得分进行推断，那么学业成就测验的实际得分比预期要低。但这一点并不奇怪，因为莉萨服用 ADHD 治疗药物之前，在低年级的时候，就一直处在与老师、父母和同龄人的斗争中。

## 认识优势，增加希望

当我把 IQ 测试和成就测验结果给莉萨和她父母看时，她为自己在言语理解和知觉推理这两部分测试中取得如此高的分数感到非常自豪。她笑容满面地说："所以，也许我最终还是有些希望的。"我强调，这些优异的分数意味着她有很大的潜力；我还告诉她，虽然她目前正在服用治疗 ADHD 的药物，但有证据表明，她在测试中的工作记忆和加工速度方面存在困难，在一些学业领域也存在明显的弱势。对于莉萨来说，这些关于她认知能力的客观数据是重要的信息。她开始谈论自己是一个聪明的人，一个最终可以做得更好的人。虽然她目前的成就远远低于她的期望，但这一自我意象使她在许多个月和几年的时间里对未来保持着希望。

> 尽管许多非常聪明的 ADHD 学生拥有令人印象深刻的
> 认知能力，但他们存在工作记忆和加工速度问题，这很容
> 易通过 IQ 测试被发现。

我们在耶鲁大学的 ADHD 研究团队发表了一些关于 ADHD 高智商儿童、青少年和成人的研究报告，结果表明，尽管许多非常聪明的 ADHD 学生拥有令人印象深刻的认知能力，但他们存在工作记忆和加工速度问题，这很容易通过 IQ 测试被发现[5]。这些信息能够帮助这些学生看到自己的优势和困难。当我把测试结果告诉莉萨时，我也提醒她不要在同学面前炫耀自己的高智商分数，并提醒她仅仅依靠聪明，通常不会带来多大的成功，还需要坚持不懈的大量努力和产出。有时候，非常聪明的 ADHD 学生，特别是那些在与同龄人的社交互动中有明显缺陷的学生，会试图通过夸耀自己的高智商分数来赢得同龄人的尊重，但这种行为通常会适得其反。

## 新学校、新开始

考虑到莉萨持续的学业成绩不良和在学校里日益低落的士气，她的父亲提出莉萨读寄宿学校也许更有益。莉萨的父亲曾经就读于寄宿学校，发现这对提高他的社交能力和学业很有帮助。最初莉萨对于离开父母生活感到害怕，但她也看到上寄宿学校意味着社交上可能有全新的开始，同时也是提高学习能力和学业成绩，使自己摆脱与父母之间持续不断、无处不在的冲突的一个机会。

参观了几所学校之后，莉萨申请了一所离家几小时路途的学校。她被录取了，但学校坚持认为她需要重读 10 年级。虽然莉萨不愿意重读，但她也同意在即将到来的新学年开始正式入学。

莉萨在新学校的头两个星期结束后来找我治疗。她对这个学校、课程、同学和老师都充满了热情。她喜欢有一个舍友，喜欢参加学校要求的体育活动。她说那里的大多数同学都很友好，欢迎她。她告诉我：

> 有一群同学总是在身边，一起聊天，一起做事，这实在太棒了，比整天待在家里、除了两个互相看不顺眼的父母之外没有人可以聊天要好得多。

莉萨还说，她不是学校唯一一个与父母相处不好的孩子。在刚开始的几周，她已经和好几个同学聊过这个问题。他们告诉她，他们的父母长期争斗，其中许多人已经离婚了。

在接下来的一年半时间，莉萨报告了所取得的进步，她在课堂准备、学习考试和积极参与课堂讨论方面有了很大的进步。虽然她在写作组织、按时完成作业方面仍然有困难，但老师的评语说："在美国历史课上莉萨让人欣喜，她很有幽默感，举止也令人愉快""在化学课上，她在 92% 的考试和小测验上达到了平均成绩，是班上表现最好的学生之一"。

几位老师对莉萨的努力和热情给予好评，例如："她这学期在视频影像课中是一个很棒的学生，她热情、目标明确，尽力制作出最好的电影，花时间尽其所能完成每一个项目。"她的越野教练写道：

莉萨为这个赛季做了充分的准备，夏天训练了很多……她达到或超过了所有的预期，成为我们团队中跑得最好的人。除了作为一名成功的跑步者，她也经常鼓励队友，她日复一日的努力树立了极好的榜样。

总体而言，莉萨的成绩已经足够好，上了学校的光荣榜。

## 羞愧、愤怒和自伤

圣诞假期结束后，莉萨回到学校开始高三的春季学期，她在寄宿学校的成功突然土崩瓦解了。在圣诞假期前不久，莉萨听说学校有几个男生一直在说她的坏话，散布她的一些不实谣言。因为她喜欢其中的两个男孩，也觉得他们喜欢她，所以感到深深受到伤害，也很愤怒。她把这些男孩的名字贴在电脑保护屏上，并贴上猥亵的标签。

不出意料，另一个女孩看到了这一幕，并在学生们圣诞假期回校后告诉了这些男孩。随后，这几个男孩质问了莉萨，并在少部分学生中继续散布她更不真实的谣言。她的几个朋友背叛了她，莉萨很快就开始觉得自己又一次被同龄人拒绝和回避，就像在之前的学校一样。她感到痛苦、羞愧、愤怒，开始割自己的腿，虽然伤口没有深到造成严重的出血或者需要缝针，但足以在她的腿上留下清晰可辨的痕迹。

在莉萨自伤后的两天，她打电话给我，让我把她送进医院治疗，因为她一直有割伤自己的冲动。我安排她的父母马上去学校接她到我的办公室进行一次紧急会谈。在和莉萨交谈后，我明白莉萨需要在医院住几天，以帮助她停止以前没有过的自伤并且稳定下来，以便安全返回学校去处理这种情况不可避免会带来的社交和学业问题。

评估和治疗自伤行为并不容易。一些家长、老师和临床医生对自伤感到十分害怕，因为他们认为这是自杀行为的前兆，但通常不是。一项基于人群的调查发现，在 12 ～ 18 岁的青少年中，几乎 17% 的非临床样本报告了至少一次非自杀性自伤。最常报告的自伤是割伤、抓伤、打自己，或者服用过量的药物。首次发生自伤行为的平均年龄是 15 岁。其他几项针对未被确定为临床患者的青少年或年轻人的研究发现了相似的患病率[6]。一项重要研究的数据显示，非自杀性自伤并不总是伴随着严重的精神病性症状，在大多数案例中，自杀行为并不会紧随其后。然而，一些有自伤行为的人存在相当大的精神压力和严重自伤或自杀的重大风险。评估个体的严重程度和风险都不是一件容易的事，需要仔细的临床判断。[7]

莉萨出院后，在回寄宿学校之前，她在家待了几天。我们见了几次面，讨论如何处理同学、老师和学校工作人员对她住院和割伤自己的反应，以及之前的同伴冲突。莉萨被安排与学校附近的咨询师进行更频繁的会谈，但莉萨发现与他进行咨询很困难。

回到学校后，莉萨很难集中精力学习，迟交很多作业。当老师们提醒学生高三的成绩对于给大学招生官留下好印象尤为重要时，莉萨的成绩大幅度下降。接下来的几个月，莉萨恢复了一些友谊，但一些同学更为疏远她，对和她进行更多的交往不感兴趣。

## 战胜学校管理者的拒绝

春季末，莉萨和她的父母收到一封信，通知他们学校不打算接收她回去读高三了。莉萨的成绩有所下降，但这并不是原因。校长解释说，管理方对她割伤自己感到不安，并且在学校她没有求助于他人；同时，她出院后学校给她指定的咨询师认为，莉萨是双相情感障碍或患有阿斯伯格综合征。

对于学校的决定，莉萨的反应是让我代表她写一封信，同时她自己也给校长写封信，要求重新考虑他们的决定。她的信非常深思熟虑，措词清晰，信里写道她觉得自己在学校的时光中获益良多，并列举了在割伤自己之前所取得的许多成功。她发誓说，如果能回到高中，她将不再割伤自己，并将在学业上付出更多的努力。我写信支持莉萨的要求，并质疑咨询师的诊断。我觉得，之所以有这样的诊断，是因为他对这个复杂的女孩了解得不够充分。

经过莉萨及其父母与学校管理部门的一系列协调，他们达成了协议，莉萨将在下一学年以走读生的身份返回学校。她可以上课，参加团队运动，偶尔参与晚间活动，但她不能在宿舍里过夜。对于莉萨来说，作为走读生的通勤时间太长了。一位住得较近的近亲愿意让莉萨每天晚上住在她家，方便第二天上学。周末，莉萨要回家和父母住在一起。她经常跟我见面，并对与同学相处的行为进行自我监督，以保持"符合学校的期望"。

莉萨和她的父母接受了这些条件，并且莉萨开始着手寻找一所大学，从而在高中毕业后可以继续她的学业。虽然寄宿学校的大学顾问建议莉萨不要申请四年制大学，而是申请一所专为残疾学生开设的两年制大学，但莉萨还是决定注册四年制大学的主流课程，我也鼓励她这样做。

## 决心要表现出她的优势

莉萨坚定地下决心要向学校表明，他们的担心是毫无依据的，她现在甚至能够比住院前更努力、更有效地学习和运动。她在整个夏天都积极地锻炼，以重返她曾经被选为队长的越野队。她还决心要培养与几个同学的友谊，并已经开始与他们建立更成熟的互动关系。

在那一年，莉萨以优异的成绩从寄宿学校毕业。年级主任评论说，她从未见过一个学生在高二和高三之间能有如此大的进步。凭借几位老师的推荐和她自己的面试，莉萨被一所很好的大学录取了，在那里她学业一直很好，也与许多学生建立了令人满意的关系。因为大学离我的办公室很远，莉萨和我不太经常见面，但她在第一个学期结束时回来见我，告诉我她真的享受大学生活。在第一个学期的课程中，她都获得了 A。她还提到了几个朋友，她喜欢和他们一起度过闲暇时光。她自豪地说：

> 我已经完全摆脱了那个不受欢迎的怪女孩形象。我明白了，有些时候，我只需要顺从。现在我听得更多，说得更少。别人觉得我很酷，很悠闲，很有趣。我结交到真正的朋友，有很多乐趣，但同时，我的学业还是很好。

4 年后，我收到了莉萨父母写来的感谢信，他们非常自豪地告诉我，莉萨以最高荣誉从大学毕业，在班上名列前茅，已经有了一份教师的工作，而且似乎也做得很好。不久，莉萨亲自过来给我看她的毕业证书。

## 是什么帮助了莉萨？

- 通过家庭治疗确定三角冲突关系和父母的两极分化，表明需要改变家庭的互动模式以减轻相互的激惹
- 对家庭及开药医生进行教育，解释治疗 ADHD 的兴奋剂反弹为何导致莉萨在下午晚些时候易激惹，如何通过服用"加强剂量"来缓解这一症状
- 通过个体谈话治疗了解与同龄人社交互动中的障碍，提高对社交线索的意识，并且指导行为以改善同伴关系
- 进行智商测试，从而认识到在早期学校情境中未能表现出来的认知优势
- 采用生长激素治疗身体发育的过度延迟
- 进入寄宿学校增加了社会化，提供了新的开始，并从与父母的冲突中分离出来
- 对自伤进行危机干预；对学校的过度反应提供应对支持，对成功的学业、体育和社交重建提供支持

（陈晓莹　译，杨斌让　刘璐　校）

# 8

## 史蒂夫

> 3 个月前我和妻子离婚了，两个月前我被解雇了——
> 都是因为我的 ADHD！药物有帮助，但还不足够。我会陷
> 入一些无关紧要的事情中，而不去做真正重要的事情。我
> 做事很拖拉，每件事都拖很久。我擅长给计算机编程，却
> 不擅长给自己的生活做规划。
>
> ——32 岁的计算机程序员

史蒂夫是一名 32 岁的软件工程师，最近他遭遇了婚姻和工作的
失败，为此很悲伤，同时也感到沮丧和恼火。他说话的口气就像是
ADHD 夺走了他的一切，并且也为之前医生开的处方药物没能"根
治"ADHD，同时避免这些令人痛苦的损失感到十分懊恼。虽然史
蒂夫患有 ADHD，但他还是获得了工程学士学位和计算机科学硕士
学位。ADHD 药物能帮助他胜任学业任务，但并不能有效地帮助他

154

改变行为习惯，正是这些行为导致了妻子要求离婚，以及他被老板解雇。

## ADHD 对就业的不良影响

众所周知，ADHD 往往会导致学业成就和亲子关系方面的困难，但鲜有关于 ADHD 对工作表现影响的研究和讨论。少数关于 ADHD 和事业方面的研究结果表明，作为一个群体，ADHD 成年人更有可能失业、被解雇、经常旷工、工作表现不佳、同事交往困难、总有更换工作的冲动，以及长期存在就业问题[1]。当然这并不是说每个患有 ADHD 的人都会工作不佳，实际上也有很多 ADHD 患者在工作方面坚持不懈和富有成效，其中不乏表现卓越的员工。现有数据仅表明，ADHD 的执行功能损害显著增加了成人发生就业问题的风险。

在我们初次见面的时候，相比离异，史蒂夫更关心解雇的问题。他解释说，主管一直对他的编程工作质量感到满意，因此经常给他一些富有挑战的任务。然而，主管对史蒂夫长期不能达到工作上的基本要求感到沮丧，例如准时上班和每周提交费用账单报告。

## 难以识别他人情绪

史蒂夫曾多次由于这些长期存在的问题受到警告，但未能做出必要的改变。他和同事们应该每天早上 9 点开始工作，但史蒂夫很少能在 10 点半前到达。他解释说，他经常 6 点左右就起床了，但之后会花一个多小时反复听某张 CD 的音乐，然后花时间查看和回复很多邮件，因此当他应该起身去上班的时候，常陷入这些事情中。大多数日子里，他会额外多工作几个小时，他认为这解决了迟到的问题，但他的主管并不这样认为。

公司要求每周提交一次费用账单报告，以便能够保持足够的记录，并及时给员工报销。史蒂夫的工作经常需要到其他城市出差，执行持续数周的任务。史蒂夫说，他通常会在截止日期过后一到两个月才提交费用报告，主管已经多次就此与他对质，但他似乎不太理解为何主管会对这类事情如此恼火。当然他自己也确实认识到延迟提交费用账单会带来损失。他告诉我，公司最近拒绝报销他15 000美元的业务费用，因为这是上一个财政年度的费用，而史蒂夫又一次忽略了截止日期的警告。

在向我解释被解雇的原因时，史蒂夫说他觉得自己无力遵守主管的指示，即使已经为此付出了不菲的代价。显然，对这些问题的无力感成为他自己的借口，他以为这也能成为别人接受他的理由。他似乎没有意识到，对其他任何人来说，这种持续不遵守基本规则的行为，特别是在主管一再警告之后，显然是不可原谅的对立和挑衅。尽管史蒂夫的技术能力很强，但最近任命的主管不愿像之前的主管那样容忍这种长期的不服从行为，这就是史蒂夫被解雇的原因。

史蒂夫把工作上的问题归咎于作为一个ADHD患者容易分心的倾向。当我问到这一点时，他反复提到自己容易"陷入"某个特定活动中，在需要时无法转换注意力。他告诉我，他知道为了准时上班，必须在8点前从家里出发，但他难以自控地陷入各种活动中，从而阻碍了自己按时上班。

我对史蒂夫的初步评估表明他明显患有ADHD，并且此前医生开的兴奋剂药物给他带来了一定的益处。他说，药物能帮助他在工作时保持专注，改善工作记忆。但他也告诉我，药物很难在早上帮助他启动工作。我问他什么时候服用药物时，他解释说通常直到出门上班时才服用。我建议史蒂夫在早上醒来后立即服用 ADHD 药物，看看是否能帮助他在起床后准备上班的过程中避免过度分心。史蒂夫第二天拜访了他的医生，从第三天开始按照上述建议改变了常规服药方式。

## 并发强迫症

史蒂夫从一个活动"转换"到另一个活动的过程呈现出了严重的困难，在与他的雇主打交道中几乎不考虑后果，表面看上去这似乎是史蒂夫过于顽固，拒绝遵守工作的基本要求。然而很快事实浮出水面，正如我担心的，史蒂夫所面临的不仅仅是一个过度分心的问题，或是长期的时间安排困难问题，他还陷入了损害严重的强迫症（obsessive compulsive disorder，OCD），即一旦从事某个活动，就强烈地必须持续下去。这是被某些 ADHD 患者报告的一种过分的"过度专注"能力。

史蒂夫从一个活动"转换"到另一个活动的过程呈现出了严重的困难，表面看上去似乎是史蒂夫过于顽固，拒绝遵守工作的基本要求。实际上，史蒂夫陷入了损害严重的强迫症，即一旦从事某个活动，就强烈地必须持续下去。

强迫症的一个问题特征是认知不灵活，也就是说，在环境需要的时候很难改变自己的想法。这有点像是一台遥控器失灵的电视机，

157

尽管你很想换台，但遥控器卡住了，没办法更换到另一个频道。影像学研究证实了这个问题，强迫症儿童在完成需要在不同心理状态之间切换的任务时，这种功能损害与大脑额叶区域的激活不足有关[2]。

史蒂夫的问题由于准确判断他人情绪感受能力的严重损伤而被复杂化，在这种情况下，他主管的沮丧和愤怒情绪与日俱增。在这两个问题的背后，似乎都存在一种对于满足他人的期望悄无声息但却十分强大的抵抗力量。当我向史蒂夫提到这些观察结果时，他回忆说，他的父亲也是类似的模式，经常做不到那些应该做的事，无论是在家里还是在工作中，尽管他一辈子都在从事警察的工作，一直在要求别人遵守规则。

◦　◦　◦

我问史蒂夫为什么他的妻子提出离婚，他说原因是妻子对他失去了兴趣，找到了另一个伴侣。

> 她总是说我很聪明，工作很努力，但我总是纠缠于其他的事情中，从未给予她足够的关注。时间久了，我厌倦了她的抱怨。所以当她找到了另外一个可以满足她需求的人时，我并没有那么不高兴。

起初，我很难判断对于失去妻子，史蒂夫内心的悲伤是否比他表现出来的更多，还是他自己在婚姻中确实很不高兴，以至于离异后反而松了一口气。当我就此询问他时，他告诉我，他的妻子"持续"抱怨他忽视那些需要支付的账单，直到最后她放弃了，开始用两人的共同收入独自打理所有的账单，与此同时，继续抱怨他不付账单。

　　史蒂夫承认他经常在支付账单和处理其他现实生活中的事务上拖延太久。1年前，他因连续3年未申报共同所得税而受到国税局的重罚，最近他又因为车辆登记过期1年以上而被警察拦下。他还指出，他会因为安排不出时间去见医生获得ADHD药物处方，从而经常会断药好几周。在提到这些情况时，史蒂夫清楚地认识到这些行为对他来说是不合理的、有害的。尽管他一再向自己发誓要履行这些义务，但他对于改变自己的行为方式感到无能为力。

　　在史蒂夫讲述他长期过度拖延的严重性，以及他似乎难以让自己从一种活动转换到另一种活动后，我建议他在药物治疗ADHD的同时，也开始使用药物治疗他的强迫症。史蒂夫同意后，我建议医生安排史蒂夫参加一个氟伏沙明的临床试验。氟伏沙明是一种选择性5-羟色胺再摄取抑制剂（SSRI），被批准用于治疗强迫症。

　　如同我们预期的一样，史蒂夫的强迫症损害不会立竿见影地缓解，但在调整并增加药物治疗剂量的几个月后，史蒂夫汇报说，逐渐地他能更好地停止一些事情，进而去从事那些更重要的任务或活动。他还自豪地说，他现在每天会使用待办事项清单，实际上已经能够完成清单上的绝大多数任务了。

## 药物疗效下降

　　不幸的是，SSRI类药物给史蒂夫带来的好处并未能持续太久。在使用氟伏沙明治疗大约6个月后，史蒂夫报告说药物效果似乎在逐渐减弱，甚至药物使他感到昏昏欲睡，缺乏动力去完成工作。此外，史蒂夫的强迫症状死灰复燃，他开始陷入重复性的活动中，无法完成真正需要做的事情。他的医生同意我的建议，在几个星期内逐渐减少 SSRI 用量，然后开始试用氯米帕明。当 SSRIs 治疗强迫症无效时，氯米帕明这种不同类型的药物可能有效。在服药大约 1 个月后，史蒂夫报告说白天嗜睡不明显，而晚上睡得更好了。并且，他能够更好地控制自己避免一直重复活动而无法从事需要完成的事情。与此同时，史蒂夫当前正在服用的 ADHD 药物疗效反应也相当不错。

## 在婚姻中缺乏同理心

当进一步与史蒂夫谈到婚姻问题时，他说，妻子不仅经常抱怨他没有处理好各种事务，也抱怨他没有花足够的时间陪伴她，因为他经常和朋友们出去轮滑或者打排球，而这些活动他的妻子都不感兴趣。他还回忆起妻子经常对他沉迷于电脑而感到沮丧，他动辄就在电脑前待到半夜。他提到自己在使用电脑时经常会"陷进去"，无论是上网、看色情视频，还是玩电脑游戏。

史蒂夫谈论妻子对自己的种种抱怨时，态度中有相当多的恼怒和怨恨，几乎很难看到他对妻子沮丧感的同理心。他基本上只关注到了自己在应对妻子沮丧情绪时的麻烦："当一个人但凡开口对你说话就是批评指责时，最终你只希望停止这一切。"因此他似乎有些庆幸这段糟糕的婚姻结束了，虽然妻子离开后，他自己在公寓里孤零零的，也感觉到了一些失落，并且有点怀念地说："挺遗憾的是，我们一直没能弄清楚如何更好地与对方交流。"

我问史蒂夫，是否曾经有段时间，他和妻子的沟通状况比之前更有效。史蒂夫告诉我，他们从一开始就未曾有过良好的沟通。他们从小就认识对方，因为双方的父母是朋友。在他们毕业后，觉得顺理成章应该结婚了。双方父母也都强烈鼓励他们赶紧结婚，而不是再观望一段时间。当史蒂夫描述这段经历时，听上去他只是为了避免父母失望而结婚，除此之外，他本人对结婚毫无兴趣。他认为妻子也许对这段婚姻同样缺乏热情，只是可能曾经还对这段关系最终能够改善抱有一定的希望。

## ADHD 给婚姻带来的挫败

目前有一些关于 ADHD 儿童的家长抚养技巧的研究，然而，鲜有关于 ADHD 对成人约会和婚姻关系影响的研究。

一项研究发现，患有 ADHD 的成人相较于未患 ADHD 的成人来说，恋爱关系的稳定性明显更低，离婚率明显更高[3]。另一项研究发现，在 30 多岁的群体中，不足 40% 的 ADHD 成人有或者曾经有过同居配偶，远远低于同时期社区正常人群中 75% 的比例[4]。

该研究的作者对每个被试均进行了临床访谈。他们认为，很多 ADHD 成人的情感和社会成熟度似乎有所延迟。很多单身被试汇报说，在他们 30 岁出头的时候，才刚刚准备好认真地谈个恋爱。这些研究者们假设，与配偶建立持续的亲密关系应该是所有人的正常模式。然而这个假设似乎存在一些问题，因为很多成年人，无论是否患有 ADHD，似乎不需要任何亲密关系就能过着相当满意自足的生活。

---

一项研究发现，患有 ADHD 的成人相较于未患 ADHD 的成人来说，恋爱关系的稳定性明显更低，离婚率明显更高。

在为数不多的、已发表的关于 ADHD 成人婚姻问题的研究中，一项研究提示，ADHD 患者经常在以下方面被其配偶抱怨[5]：

- 很难整理房间或维持房间整齐，做事拖延，不做家务或不能完成家务，忘记必须要完成的任务
- 经常发生争论、分歧和误解，很难成为一个可靠的、提供支持的配偶
- 缺乏组织条理性，显得懒散，不称职，顽固
- 对家庭的经济贡献不足，或财务管理不善
- 脾气暴躁，情绪难以预测，喜怒无常，不耐烦，容易感到挫败

上述问题当然不是一个患有 ADHD 的人所特有的，但在史蒂夫和妻子的关系中全都存在。对于这对夫妇来说，似乎还有两个更加根本的问题。首先，在我见到史蒂夫的时候，他似乎对与另一个人发展亲密关系并不太感兴趣，特别是与他妻子这个人。此外，在他生命的这个阶段，性格中似乎缺少一些基本要素，而这些要素是与配偶发展一段相互满足的亲密关系所必不可少的。史蒂夫解释说，他的性取向显然是异性恋，他在观看异性恋色情作品时完全能被激起性欲，但他对妻子无论是性方面还是其他方面都没什么兴趣。他觉得妻子对自己也没什么兴趣。他说自己在青春期和大学期间，曾与不同的女人短期交往过，但对与她们中的任何一个人发展长期交往关系都不感兴趣。

此外，史蒂夫无论在与老板，还是与妻子的关系中，似乎都存在一种严重的损害，即从根本上缺乏同理心。他一直以来都无法理解别人可能会有什么感受，以及对方为什么会这样做，并且在和别人打交道时，始终缺乏考虑对方感受和需求的意愿或能力。

# ADHD 和孤独症谱系障碍重叠

近期研究表明，有相当大一部分的 ADHD 患者在人际关系中存在明显的长期问题，这些问题与阿斯伯格综合征（Asperger's syndrome）以及其他孤独症谱系障碍（autism spectrum disorders, ASD）非常类似。他们往往缺乏与年龄相符的同理心，在社会交流和互动中呈现持续的困难。近期一篇综述怀疑孤独症谱系障碍和 ADHD 是"一种综合障碍的不同表现"[6]。同时也有遗传学研究发现孤独症特征和 ADHD 之间存在密切的联系，这两种疾病都主要由遗传因素所致[7]。

近期研究表明，有相当大一部分的 ADHD 患者在人际关系中存在明显的长期问题，这些问题与阿斯伯格综合征以及其他孤独症谱系障碍非常类似。

在与史蒂夫交谈时，我并不觉得他对我们的互动冷漠疏远或认为了无生趣。史蒂夫自己找到我进行咨询，在我们的谈话过程中，他保持了良好的眼神接触，也表露出了一些温暖的举止。对于他难以理解为何妻子和上司一再对他感到恼火和挫败这点，我感到比较惊讶。我还留意到，史蒂夫在与妻子和老板的互动中缺乏有效的联系。似乎越是长期的关系，越是需要持续和交互的联系，史蒂夫越是呈现出显著的功能损害。

史蒂夫说他喜欢和一群朋友一起参加某些活动。当谈到和朋友们去轮滑或者组队打排球比赛时，史蒂夫展现出了一些热情。尽管如此，他并未谈到与朋友之间的私人交流。史蒂夫与朋友们的互动似乎仅限于参加集体活动，而无法超越这一层进而建立更亲密的友谊。史蒂夫看上去是个非常独立的人，无论在婚姻中、工作中，还是和朋友一起活动时，他都显得形单影只。史蒂夫与朋友一起进行的活动，看上去更像是幼儿的游戏，大家处于平行的位置，互不相干。实际上，幼儿慢慢长大，在游戏中通过分享活动和想象互动来学习社交技巧，并获得由此带来的乐趣。

## 保持亲密的能力有限

一位非常成功的记者和音乐评论家蒂姆·佩奇（Tim Page）撰写了一本非常了不起的书，名叫《并行游戏》（*Parralled Play*）。书中描述了他带着未被确诊的阿斯伯格综合征成长的经历。他对婚姻困难的回忆在某些方面似乎与史蒂夫的经历相似：

> 当我 29 岁的时候，我意识到是时候应该结婚了。很抱歉地说，这个决定是冷血和务实的。我娶了我最好的朋友，一个聪明直率的女人……但当时我的亲密能力非常有限，婚姻步履蹒跚，一度走不下去了……她想要一份终身的承诺，决心要把我争取过来……然而，突然毫无预兆地，她离开了。她没有告诉我原因，也许她太后悔、太孤单了，或者太不忍告诉我真相[8]。

据佩奇所说，妻子的离开让他感到非常意外。妻子的突然消失让他措手不及和困惑不已。直到后来，时至中年，佩奇才发现他同时拥有的独特强项和不足之处是源于阿斯伯格综合征。某天，当他读到一本医学专家写的关于这个综合征的书时，他觉得：

就好像偶然发现了自己的秘密传记一般。这里写到了我的一切，电脑般的储存，行动上的笨拙，与伙伴和恋人相处的困难，需要重复和仪式化程序，狭隘并且专门的兴趣……当我45岁时，我终于发现自己并非孤单一人[9]。

佩奇在书里对阿斯伯格综合征的描写包括：

早熟，保持大量信息的能力，缺乏以该年龄恰当的方式融入群体的能力，对社会规范的无知或漠视，高智商，过渡困难，已婚……专注于手头任务细节的能力[10]。

请注意，缺乏同理心并不在这个列表上。

史蒂夫除了ADHD和强迫症之外，还有很多阿斯伯格综合征的特点，但他并不是严重的孤独症患者。在很多社交互动中，他可能只是显得有点害羞或内向。尽管如此，由于ADHD所致的社交互动问题，OCD相关的难以转换焦点，以及阿斯伯格综合征相关的难以识别他人情绪和观点，所有这些困难交织在一起，最终导致史蒂夫失去了他的工作和婚姻。

## 带损前行

史蒂夫在失业和离婚后大概6个月，终于成功地找到了一份计算机编程的新工作，工作内容和以前类似。然而这份工作的地点在另一个州，距离我的办公室太远了，因此他无法继续接受我的治疗。接下来的半年中，在他为数不多的复诊时，史蒂夫称他在继续服用兴奋剂来缓解 ADHD 症状，以及氯米帕明来避免自己深陷强迫行为而不能自拔。在他的最后一次复诊中，史蒂夫汇报说，他在新工作中效率很高，会更留心关注主管的要求，并且按时递交他的费用报告。他还提到已经决定不再结婚，他说和朋友三五成群在一起打打排球就满足了自己的社交需求，至少目前来说是如此。我回应说确实有各种不同的生活方式，我并不觉得有必要去强行促使他建立一段亲密关系，除非他自己将此视为目标。

## 是什么帮助了史蒂夫？

- 谈话疗法，直面防御性愤怒和找借口，同时在工作和社会关系中发现优势，从而建立更具适应性的态度和行为
- 调整 ADHD 药物的服用时间，以便药物可以在早晨起效
- 识别与 ADHD 损害伴随存在的强迫症行为，认知不灵活，难以从一种活动转换到另一种活动
- 在使用 ADHD 药物的基础上，联用 SSRI 药物治疗 OCD；并且在 SSRI 药物失效后调整为替代药物
- 对于孤独症谱系障碍的共情困难进行健康宣教，指出共情困难给其工作和婚姻造成了麻烦
- 支持其寻找和保持新工作，同时也支持其不愿再婚的决定，认识到他能力有限且对这种亲密关系不感兴趣

（帅澜　译，孙黎　程嘉　校）

# 9

# 苏

在进入中学之前，我一直成绩很好，从未惹过麻烦。然而现在我一身哥特风打扮，不太完成家庭作业，大家都认为我没救了。我的父母和老师觉得我的朋友们都是狐朋狗友，因此看不起我们，然而他们真的不了解我们！

——14 岁的高中生

苏跟着母亲第一次来找我咨询的时候，涂着黑色口红，穿着黑色牛仔裤、黑色衬衫和黑色皮夹克。她的外表宣布着自己想被视为一位"哥特"。当我问及她们前来的原因时，苏很快回答说："即使我想集中注意力，我也做不到。我总是做白日梦。我缺乏条理性，总是迟到，并且，我的记性一直很差。"

苏没有浪费时间来慢慢进入我们的议题，似乎她很明确在寻求针对一些问题的帮助，这些问题听上去很像 ADHD。

苏描述自己正在上九年级，然而从七年级开始，她的成绩就一路下滑。

> 整个小学期间，我一直是个优秀的学生，成绩拔尖，老师对我评价很好。那时候，我就像是老师的宠儿。但在我进入中学后，一切都变了。我不再讨好老师，学校生活也变得困难，我也不在乎作业了。我遇到了一些新朋友，他们显得更有趣、更真实。

ADHD 儿童，尤其是那些并不表现为多动且非常聪明的 ADHD 儿童，通常能在小学期间表现得很好。因为他们每天的大部分时间都待在同一个教室里，面对同样的小组同学，面对同一个熟悉的老师，而老师对学生也能提供相当结构化和稳定性的支持。老师熟悉学生，因此能支持学习和社交活动并对问题的解决给予一定的支持。

## 中学浮现的问题

青春期早期的青少年在进入中学的过程中，不仅面临着课堂上和作业中日益提高的学习要求，而且面临着一个相对更为复杂的日常环境，如面对多个老师，面临多个任务，需要追踪每个任务的完成情况以及保管相应的材料，不同课程的教室和同学小组可能都会变化。家长和老师都期望他们能够在更少的督促下，具备更独立的能力以胜任这些需求。

研究表明，进入中学的过渡阶段对于 ADHD 儿童来说，尤其容易出现混乱。

研究表明，进入中学的过渡阶段对于 ADHD 儿童来说，尤其容易出现混乱。虽然不少研究提示 ADHD 症状在儿童期的中后期有所缓解，但是进入中学的过渡往往会严重破坏这种缓解，甚至导致功能受损增加 [1]。

在向中学过渡的过程中，大多数儿童要么身体正经历着因青春期发育而带来的神奇变化，要么则因为还未出现身体和性成熟的体征而感到烦恼。伴随着青春期发育，中学生倾向于从家长那里获得更多的自主权，与此同时又在努力应对同伴群体中瞬息万变的社交动态。对许多人而言，青春期早期是一个尝试新的思维方式、谈话方式和行为方式的时期，这不仅发生在家庭内部，也发生在更广泛的社会环境中。一项针对青少年的深入研究强调了这一变化，作者采用经验抽样法来监测青少年在一天不同时间里、不同活动中的主观变化，结果指出：

> 青少年疯狂地以自我为中心，却也有能力做出令人感慨的利他行为。他们的注意力像蝴蝶一样飘忽不定，但有时可以花费数个小时专注于貌似缺乏意义的事情。他们常常是懒惰和粗鲁的，然而有时候他们会出乎意料地充满爱意和乐于助人。这种不可预测性……就是所谓的青春期的特点。从 12 岁到 19 岁这几年是很特殊的，因为这几年为发展中的个体提供了体验……不同自我的机会 [2]。

# 家长的担忧和沮丧

苏的母亲在我们的初次会面中强调了女儿在过去几年中的变化。她不喜欢苏和新朋友厮混在一起，而且她觉得苏越来越不耐烦，对朋友和行踪越来越不愿透露，这让母亲感到很沮丧且担忧。最近母亲还在苏的包里发现了一些大麻。当她母亲在我们第一次见面中提到这件事时，苏马上打断了我们：

> 我跟你说过，这不是我的，我只是替别人保管，以免他们惹上麻烦。我还跟你说过，我可以接受尿检来证明我没有吸食过那个东西！我确实有几个朋友在抽大麻，但我没有。我只抽香烟而已，甚至不经常抽。这又怎么了？爸爸抽烟，你以前也抽烟！你总把我和别人往最坏的地方想！

这时她母亲转向我，耸了耸肩，摇了摇头。她说：

> 你可以看到我们陷入的争论。我不知道该对她怎么办。我最担心的是，她似乎对学业失去了兴趣，完全漠不关心。她过去是很在乎的，然而过去一年她的成绩真的下降了很多！

苏的母亲递给我一份苏最近的九年级成绩单，以及她在六、七、八年级的成绩单，以强调她对苏在学校成绩下降的担忧。在看之前，我问苏："当我看这些成绩单时，我会发现什么？我应该留意什么？"苏回答说：

　　你会发现我在六、七、八年级几乎都得了 A，偶尔得 B，但这张高中成绩单上是 1 个 B，1 个 C，1 个 C－和 3 个 D。我得了 3 个 D 是因为英语、历史和科学期末考试不及格，地理和法语期末考试勉强及格。我爸妈认为我很聪明，因为我过去常常讨好老师以获得高分。现在他们看到真相了——我所有的主要科目都不能及格。我没他们想的那么聪明！

# 区分人与行为

苏的妈妈随后一边递给我几张高中的纪律报告，一边说：

　　有问题的不仅仅是她的成绩，还有她的态度和行为。他们说她上课经常迟到，有时甚至旷课。她在课堂上大声说话，有时大声咒骂，这对老师来说真的非常不尊重。她在家里对我们粗鲁无礼已经够糟糕了，但至少以前她在学校从未如此。

　　我问苏，她对老师或父母说了什么话使她陷入困境。她说："我只是在他们表现得愚蠢的时候，直言不讳罢了。有时候我有点忘乎所以，其他孩子就会笑起来。"她得意地笑着说："他们认为我是个真正的坏蛋。"我问："你觉得呢？"苏平静地回答："有时候老师真的很蠢，但是，有时候我自己也很蠢。"

　　苏认识和承认自己困难的能力再次给我留下了深刻的印象，就像我们开始谈话时她开门见山一样，所以我给出了自己的见解：

在我看来，也许有时候在学校，以及可能在家里，你会表现得很愚蠢，但你并不是一个愚蠢的人。相反，在我看来，你是个相当聪明的人。只不过在过去 1 年左右的时间里，你在学习方面，以及有时在行为方面，搞得一团糟。但我不认为原因是你很愚蠢。你在这里谈论自己的困难时非常明确和直截了当，但我仍然不清楚，为什么过去 1 年你会出现这么多麻烦。过去几年还发生了些什么？

## 尚未提及的家庭压力

大约有 1 分钟，苏什么也没说。她嘟囔着说高中比初中更难。我同意，但提出这不太可能是导致她麻烦的主要原因。然后她说，自己和朋友们都觉得她可能患有 ADHD。我再次同意她可能确实患有 ADHD，但我问是否还有其他的原因。这时，苏的眼睛充满泪水，但她没有说话。我问她是否能告诉我她在想什么，因为她看起来很伤心。她简单地回答说："我爸爸以前对我很好，但现在他几乎总是对我和其他人生气。"我问她认为是什么原因导致了爸爸的改变。她说："他越来越糟了，他没法像以前那样走路，他的帕金森越来越糟了。"她擦了擦眼里的泪水。

> 苏显然非常担心她的父亲。但显而易见的是，除了她的一小群新朋友之外，她对其他任何人，包括母亲和父亲，都没有表现出这种担心。她的黑色服装显然不止一种含义。

我之前问过苏和她母亲一些关于他们家庭和生活状况的问题，

但这是我第一次听说苏的父亲被诊断为帕金森病。当我们进一步讨论这个问题时，苏和她母亲解释说，苏的父亲 7 年前被诊断出患有帕金森病，尽管他很容易疲劳，但一直能坚持全职工作，并能很好地四处走动，直到最近。在过去的几年里，他的动作变得僵硬和缓慢，尤其是走路，并且伴有明显的不稳定颤抖。他的情绪变得易激惹。苏说，她不知道父亲到底会变得多糟糕。她提到自己在网上查阅到，帕金森病无法治愈，人们最终通常死于这个病。苏显然非常担心她的父亲。但显而易见的是，除了她的一小群新朋友之外，她对其他任何人，包括母亲和父亲，都没有表现出这种担心。她的黑色服装显然不止一种含义。

我在临床访谈之后，收集了苏和她母亲的 ADHD 评估量表，回顾了学校报告，测试了苏的工作记忆，甄别了苏可能的共患病。最终我告诉她们，苏明显患有相当严重的 ADHD，同时共患焦虑。考虑到苏对父亲疾病的担忧，这种焦虑是可以理解的，当然可能还存在其他潜在的情绪问题。我建议苏的医生开具兴奋剂药物处方，看看是否有助于缓解 ADHD 症状。当然我也解释说，单一用药可能不足以解决苏和她父母所面临的所有困难。我建议对苏继续进行额外的个体心理治疗，同时穿插与她父母一起的联合会面。我希望苏邀请父亲和她们一起参加我们的下次会面。虽然有些不情愿，但苏还是答应了。


## 药物疗效欠佳

两周后，我们进行了第一次随访及联合家庭会面。苏报告说她已经开始尝试我建议的兴奋剂治疗，但不仅没有帮助，反而适得其反，她专心完成作业的能力并没有改善。苏的医生按照我的建议开了一个非常低剂量的处方。但即便在最小剂量下，苏也感到非常缓慢，非常烦躁，难以进入和保持睡眠状态。她的父母表示同意并补充说，即使在最开始的小剂量，她"也像僵尸一样"。鉴于药物疗效欠佳，我立即联系她的医生，建议停止兴奋剂治疗，换用不同的非兴奋剂药物，也许不会出现上述副作用。苏的医生很快表示同意，于是苏第二天便停止服用兴奋剂，开始服用新的药物。

## 尽管受挫，但给予爱的保证

在探讨了药物问题后，我们在这次家庭会面中公开讨论了有关苏的父亲患有帕金森病的问题，以及他近几个月在行动能力和情绪方面遭遇的困难。苏的父亲承认，在这段时间里，对苏和家里其他人的脾气比较差，比较不耐烦。他为自己的情绪化感到抱歉，但他也告诉苏，苏对母亲和老师的粗鲁行为让他感到沮丧和恼火。父亲补充说，他对于苏的无心学习、成绩下降也比较担忧。

听到父亲这样说，苏哭泣了一会儿，嘟哝着说对不起，尤其是当父亲已经需要应对帕金森这个疾病了，自己还额外为他增加了担忧。父亲搂着她说："我希望你做得更好一些，当然你知道的，我会一直很爱你。"

3天后，苏的母亲告诉我一个消息，说那天晚上苏的父亲在帮助她完成家庭作业。苏把平时自己的情感防线放置一旁，敞开心扉对父亲说："我觉得自己太失败了，什么都做不好，我一无是处。"父亲向苏保证，无论如何他仍然相信苏会振作起来，逐渐变得越来越好。尽管如此，苏仍然对自己聪明与否心存疑虑。

## 收集长处和短处的证据

我对苏母亲这次反馈的回应是让她安排苏下周来找我进行智商测试，我觉得可以获取一些客观数据，从而帮助苏和她的父母了解与同龄人相比，她的认知能力究竟如何。在我的印象里，苏是个聪明的孩子，基于此，我相信测试结果有助于增强苏的自尊心，而非削弱它。

苏来参加智商测试的时候有点紧张，也有点兴奋。她说："我有点害怕测试，但我也很想知道自己和别的孩子相比表现如何。"结果不出所料，苏得分较高，在她的年龄段内排名前9%。与许多ADHD患者一样，她在认知处理速度方面的得分低于其他认知能力，同样，她的言语记忆表现也不好，这并不是常规智商测试包含的内容。当苏得知自己的成绩高于91%的同龄人时，她感到很开心，也有点小惊讶。这个消息似乎带给她一种未来确实会更好的希望。

幸运的是，换用新的非兴奋剂药物也很有帮助。几周后，苏报告说感觉更平静，不那么急躁，在专注于学业方面也稍有改善，并且没有出现最初使用兴奋剂药物时那些令人不悦的副作用。苏告诉我："朋友们说我服用这种药物时，不再那么喧哗和紧张，而且我发现可以更好地完成家庭作业，在家里也没那么多烦恼。"

## 减少家长对作业事无巨细的管理

另一个可能有助于解决家庭作业问题的方法，在于苏的父母是否愿意尝试我的建议，即放弃对苏家庭作业持续进行密切监控和事无巨细的管理。许多ADHD学生需要家长的帮助和支持来组织和管理他们的家庭作业，但对于青少年来说，家长卷入所产生的问题比其解决的问题更多。对于某些青少年来说，家长参与安排任务的优先顺序可能会导致亲子之间的长期斗争，这会破坏学生对作业的自主意识，并且将学生是立刻还是推迟（可能按时，也可能没法按时）完成任务的内心矛盾外化了。显然，苏正处在一个需要为自己按时（或不能按时）完成家庭作业的情况负起全部责任的时候。幸运的是，苏的父母足够坚强，他们可以克制住自己掌控女儿学习的冲动。因此，在这个她已经准备好的时刻，苏有机会自己承担起责任来。

## 学校中的调整

苏的成绩并没有很快得到改善。在这个学期最后几个月里，苏的成绩如同过山车一般忽上忽下，但总体的发展方向是积极的。学校人员的支持发挥了至关重要的作用。苏的父母带她向我咨询后不久，将我出具的报告交给了学校。学校的管理部门同意根据504计划的规定向苏提供支持。这类计划是联邦法律规定的，即学校有义务为有特殊需要的学生提供支持，以确保他们有公平的机会学习主修课程。典型的调整包括允许学生延长完成测试和考试的时间，更频繁地监控和汇报学生的进展，以及根据特定学生的具体书面需求修改一些作业的要求。

在收到我的报告后，学校同意延长苏参加任何测验和考试的时间（通常时间的1.5倍），不再因为她书写质量差而给予惩罚，每天提供一段有监督的学习时间，在此时间里，一个受过培训的老师会帮助她解决组织作业和学习技能方面的困难。苏喜欢那个帮助她学习技能的老师，并且每天都很好地利用这段接受监督的学习时间来着手完成自己的家庭作业。在这些支持下，苏在高一的最后一个季度成功地完成了大部分作业，并且将很多主要科目的成绩从 F 提升到了 D。

在苏高一后的那个暑假，我经常出差去其他国家讲课。为了支持苏和她家长已取得的进步，由另一位离他们家近很多的心理学家接手继续治疗。苏一家在这个夏天进行了多次治疗，发现很有帮助。这当中还穿插了家庭度假旅行，以及去外地探望亲戚。

## 外表和态度的转变

九月份开学之际，当苏来见我的时候，她的穿着不再是高一时的哥特风了。她微笑着走进来说："我还没有完全达到校园风格，但我不再那么喜欢哥特风格了。"苏说整个夏天她都在坚持服药，觉得这有助于改善她的情绪，但她也表示出了担心，因为药物似乎并不能帮助她专注到可以胜任高二这些更难的课程。苏的父母报告说，她的情绪和行为在整个夏天都得到了很大的改善，只有一些小麻烦，也都是典型的青春期亲子问题，一般几个小时内或最多一两天就能解决。同样，他们也表示了和苏一样的担忧，即接下来面临更具挑战的学业课程。他们觉得为此值得尝试对药物做出一些调整。

## 联合用药治疗 ADHD

在和苏及其父母会谈后，我联系了她的医生，商议是否可以在她目前药物治疗的基础上，联用小剂量兴奋剂来进一步提高学习的注意力，分别在早上和傍晚完成家庭作业时各服一次。医生表示同意。几周后，苏报告说，这种非兴奋剂和兴奋剂的结合使用，对她在学校集中注意力和提高完成家庭作业的能力都起到了很有效的作用。这次没有出现明显的药物不良反应。苏还报告说，她继续接受老师额外的学习督促及学习技巧辅导，这对于她承受繁重的课程负担非常有帮助。因为苏似乎缓解得不错，并且她整个夏天都在坚持进行心理治疗，我们同意接下来苏和她父母每周继续与那位心理医生会面接受治疗，只有在需要的时候再与我联系进行后续咨询。

## 逐步改善

在第一个考试季结束时，苏和她的父母一起接受了随访。她一声不响地递给我第一季度的成绩单，脸上洋溢着微笑。她的成绩除了一个 C 之外，都是 B。老师的评语包括："对学科有积极的态度，非常努力""充满动力和热情""积极努力和良好的作业有助于成功""课堂上经常参与回答，学习技巧进步明显"。家长对苏的努力赞不绝口，强调她所获得的这些进步几乎没有依靠父母的帮助。现在，只有当苏偶尔主动提及家庭作业需要帮助时，他们才会参与。

苏的下一次随访是在第二个考试季结束时。她一脸悲伤地把成绩单递给我，当我看到她的成绩都是 A 或 B 并且获得了荣誉称号时，一脸惊讶，于是她大笑起来。这时她递给我一张证书，上面写着她被选为"本月最佳学生"。校长的一封附信说："你的成绩和贡献不仅是个人的成就，也是我们学校所有学生都可以追求的榜样标准。"这是 1 年以来令人叹为观止的进步！

　　"在你识别出这个疾病之前，它削弱了我的学习和社会功能。自从那次诊断之后，药物和治疗彻底改变了我的生活。我觉得，这件事给我的生活带来的影响难以言喻。"

　　后来再一次听到苏的消息已是将近7年后。她母亲先给我打电话，告诉我苏不仅从一所实力雄厚的大学毕业，而且还申请了研究生学习，她想成为一名心理学家。不久之后，我收到苏的一封信，信中提及她已经被一所很好的大学的心理系录取了。她写道：

　　大概7年前，我是你的一位病人，当时你诊断我患有ADHD。在你识别出这个疾病之前，它削弱了我的学习和社会功能。自从那次诊断之后，药物和治疗彻底改变了我的生活。我觉得，这件事给我的生活和家庭带来的影响难以言喻。我非常感谢你所做的一切。我现在正在学习成为一名心理学家，这样我就可以为像我当初那样迫切需要照顾和支持的人们提供帮助。

## 识别优势和交织在一起的问题的好处

　　在回看苏给我的这封信时，我被她提及的接受ADHD诊断的重要性所震惊。对于苏和她的父母而言，很有帮助的一点是，他们从临床评估中了解到，苏的学习成绩下降，以及在家和学校不断升级的对立行为都与一个问题有关，而这个问题是可以识别和治疗的。

> 当 ADHD 儿童和青少年受到来自父母或其他照料者的过分苛责而缺乏温暖的关怀时，其结果往往是家庭压力陡增，以及孩子加剧的对立态度和挑衅行为。

我们第一次见面时，苏的母亲非常沮丧、愤怒，并且担心女儿不断升级的麻烦。她对于管理苏的问题行为感到困惑和无能为力，她担心苏很快就会走上一条持续对立和挑衅的道路，最终导致学业和社会成就的失败。当时她与苏的互动绝大部分都是对抗性的，几乎每天都充斥着各种批评、抱怨和警告。与此同时，父亲患有帕金森病以及他近期的功能下降让整个家庭苦苦挣扎，这些压力使一切变得更加复杂，而这恰好正是苏进入高中的时候。

## 在不过度对抗的情况下提供支持的好处

一项大规模的研究表明，当 ADHD 儿童和青少年受到来自父母或其他照料者的过分苛责而缺乏温暖的关怀时，其结果往往是家庭压力陡增，以及孩子加剧的对立态度和挑衅行为。这项研究也表明，造成恶性循环后，父母往往会对孩子的长期对立态度和行为产生进一步的负面情绪表达。与之相对，父母的温暖和支持可以减少儿童的对立态度和行为[3]。

一旦父母对 ADHD 的本质及其对苏的影响有了清晰的认识，他们就开始摒弃过分对抗的态度，而开始提供更多的支持和安慰，这便进一步减少了苏的对抗态度和行为。这一点在父亲对苏抱怨他最近变得易怒的反应中得到了生动的说明。父亲为自己的易怒道歉，但他也明确表示，他发怒的部分原因是苏对母亲和老师的挑衅及敌对行为。然后，他用手臂安抚苏，用言语安慰苏，并且向苏保证，尽管困难重重，他仍然爱她，他希望她逐渐好起来。在我们会面的过程中，苏的父母经常为她提供这样的支持。

## 培育希望

苏的父母帮助她治疗的另一个重要方式是，他们为她的未来提供现实的希望。当开始全面地了解苏患有的 ADHD 及其含义时，他们减少了对她"正在走向严重失败"的不断警告，相反，他们不断表达对她最终有能力变好的信心。他们没有提供不切实际的诸如"你可以做任何真正想做的事情"的陈词滥调。他们知道，苏如果想取得成功，就需要改变她对学习和他人的态度，正如苏后来做到的一样。他们也强调了相信苏最终会做出这些重要的改变。

有一个因素决定了苏的父母坚信她最终能取得成功，即她在智商测试中展现了较高的水平。他们经常（并非持续）提醒苏，她在智商测试中的认知能力达到了同龄者中的前 9%。他们开诚布公地告诉苏，如果一个人不能投入努力从而发挥这些能力的话，那么高智商并不意味着什么。与此同时，他们也培养了苏对自己的希望——这是一种珍贵的情感，对于持续努力直至获得成功至关重要。

## 是什么帮助了苏？

- 家庭治疗，包括与苏和她的父母会面，识别她持续存在的优势和目前令人担忧的困难，并且认识到家长疾患对整个家庭的影响

- 智商和成就能力测试，强化家庭成员对苏优势的认识

- 提供 504 计划需求文件以便学校提供支持

- 尽管目前存在挫折并感到沮丧，父母仍然保证给予持续的爱和支持

- 及时调整 ADHD 药物，以避免不良反应，获得良好效果

- 鼓励苏的父母避免对她的作业事无巨细地管理，同时保持她的希望

（帅澜　译，孙黎　程嘉　校）

# 10

## 马特

> 上高中时我还有些合得来的朋友。但上了大学以后，我谁也不认识了，而且我太害羞了，不敢交朋友。除了去上课或吃饭外，我总是独来独往，几乎从来没有离开过我的房间。我开始变得非常沮丧，并且过了一段时间，我的睡眠开始变差。目前我已经停掉了一些课程。
>
> ——18 岁的大学生

当马特和他的母亲坐在我办公室的沙发上时，他非常实事求是地讲述了他开始上大学时的经历。不难想象，他所讲述的是一次非常痛苦的磨难。经历了 8 个月之后，他最终放弃了完成大一学业的念头，尽管这是他梦寐以求的著名大学。

# 从高中过渡到大学的重重压力

与青少年常对家人和其他人说的话相反，对他们来说，从高中到大学的过渡是非常困难的，特别是那些患有 ADHD 的学生。他们离开家接受高等教育，不仅是生活地点、生活在一起的人，还有近 20 年的日常生活结构，都突然发生了变化。

许多年轻人期待着从与父母在一起的生活中解脱出来。父母们总是过度担心，这甚至影响了他们的正常生活。例如总是关心他们什么时候回家，什么时候睡觉，什么时候起床，饮食是否规律，有没有喝酒、抽烟，着装如何，是否能完成家庭作业，是否按时上学和完成其他任务，交友情况怎样，在电脑上看什么，成绩怎么样，房间是否整洁有序，对外人是否有礼貌，以及与家庭中的其他成员关系怎样，等等。

当新生来到大学时，许多来自家长们的限制性的期望和约束负担解除了。学生们通常很喜欢这种新的自由，并且大多数人都能很好地应对它。然而，有些同学并没有充分发展自己管理时间、确定任务优先顺序和照顾自己的能力。对于他们来说，这种突如其来的、熟悉的家庭结构的缺失可能会在生活管理上留下隐患和诸多问题。

失去原有的家庭结构并不是这些年轻人面临的唯一挑战。通常最痛苦的是与一群亲密的、熟悉的朋友分开，他们在这之前天天面对面地交流，一起长大，分享过无数的对话与冒险、快乐与失望、希望与梦想。高中毕业后，他们可能会通过短信、电子邮件、电话、Skype 和假期回家等方式维系友谊，但是关系肯定不如在同一所学校或者社区时那般亲密了。

> 突然失去与家人和朋友日常的直接联系，使一些新生
> 在校园的第一年很容易感受到恐惧和挫败。对一些人来说，
> 这种脆弱性可能会让他们没有办法照顾自己的学习和生活。

突然失去与家人和朋友日常的直接联系，使一些新生在校园的第一年很容易感受到恐惧和挫败。他们会想：我能找到一起出去玩的新朋友吗？我会遇到喜欢我并想和我共度时光的人吗？我能跟上这项工作吗？在个人魅力、运动技能、学术能力方面，我会比别人更好还是更差呢？对于一些人，特别是那些对别人如何看待自己感到非常不确定的人来说，这种脆弱性可能会使他们丧失行动能力，从而不能照顾自己的学业和生活。

○　○　○

在谈到必须退学的问题时，马特强调了他的学业问题——在课堂上难以集中注意力，无法跟上大量的指定阅读，还有写论文的困难。他说，他在高中时也经历过同样的困难，"但在妈妈的唠叨下，我通常会设法把事情做好，并且能够像大多数朋友一样，以优异的成绩从高中毕业"。我评论说，当他来到大学时，所有那些以前不想要但需要的支持都没有了，他的好朋友也与他分开了。他认同了我的说法。

我问马特他喜欢做什么。他说："我每天都弹钢琴。我从 8 岁起就开始学习钢琴了。我很享受弹钢琴，它能够帮助我放松。在大学里，我也一直在上钢琴的私教课程。这也是我会一直坚持的一件事，直到离开大学。"他还说，他也喜欢阅读，特别是奇幻和科幻小说，

并且自从上大学以来，他每天花很多时间玩《魔兽世界》和《使命召唤》等视频游戏。很多晚上，他都会熬夜到凌晨四五点玩这些游戏，在这几个小时里他与其他玩家的联系，几乎是他与其他人唯一的交流。

## 睡眠不足

对于许多患有 ADHD 的青少年和成年人来说，维持健康的睡眠模式是非常困难的，特别是那些没有良好睡眠习惯的人。良好的睡眠习惯要求早上起床、白天活动、晚上休息，从而确保早上起来进行正常的日常生活。当马特开始上大一时，他还能早上起床去上课，但是随着他变得越来越孤独和抑郁，他逐渐无法完成阅读和其他作业，并且开始逃课，这样就可以不去参加他没有准备好的测验，也不用去面对可能会问他为什么逾期交论文的教授。此后，他非常担心回到那些课程的后续课程，因为他担心自己会因为过度缺勤而面临困难。很快他就放弃了早上上课，并且觉得没有理由在中午之前起床。这样，他就有足够的精力通宵玩电子游戏。和其他游戏玩家在一起，他不再感到孤单。

> 许多这个年龄段的 ADHD 患者睡觉的时间晚于他们真正想睡或应该睡觉的时间，因为如果不在精疲力尽以后睡觉，他们就无法停止思考各种事情。

对青少年和成人睡眠模式的研究表明，ADHD 患者报告的入睡困难发生率是同年龄段正常对照的两倍多（26% 比 12%）[1]。许多这个年龄段的 ADHD 患者睡觉的时间晚于他们真正想睡或应该睡觉的时间，因为如果不在精疲力尽以后睡觉，他们就无法停止思考各种事情。一旦入睡，他们基本都睡得非常好，常常无论睡了多长时间，都很难被闹钟叫醒。他们经常迟到，或者根本不能起床去做早上的事情。对许多青少年和年轻人来说，睡眠和警觉性的调节是一个很大的问题，对于那些患有 ADHD 的人来说就更困难了。

在与马特最初 3 个小时的咨询中，我仔细记录了他的优势和困难，测试了他的工作记忆能力，使用标准化的 ADHD 评定量表从他和他的母亲那里收集了相关信息，描述了我们对 ADHD 的新理解，并询问他们新模型的每一部分是否与他相匹配。根据这些数据，我告诉马特和他的母亲，马特显然不仅患有严重的 ADHD，而且还患有严重的社交焦虑和中度抑郁。他们同意 ADHD 和抑郁障碍的诊断，但对社交焦虑的诊断感到困惑，解释说马特从未认为自己特别焦虑。事实上，他曾多次在钢琴独奏会上在很多观众面前演奏，并且在其他人眼里他常常是"悠闲"的，很少感到或表现出紧张。他承认自己有点害羞，但并不认为这是一个焦虑的问题。

## 隐性社交焦虑

我解释说，社交焦虑是一种恐怖症，一种超强烈的羞怯形式。患有社交焦虑的人可能不会对其他事情感到担心，但当不得不与不熟悉的人交流时会感到强烈的焦虑，并尽量避免这种互动。通常，患有社交焦虑的人会非常担心自己在别人面前显得笨拙或愚蠢。他们尽量避免这样的互动，这样他们就可以逃避在社交过程中不可避免的尴尬。当他们不处于这种令他们害怕的社交场合时，他们所表现出的焦虑并不比恐惧狗的人在没有遇到狗、也不可能遇到狗时表现出的焦虑更多。

听到这个解释，马特很同意，他说他和朋友及家人在一起时通常感觉很舒服，但在大学时非常害怕走出自己的房间；他只有在必须去上课、上厕所和吃饭时才走出房间。他解释说，如果跟宿舍的人一起去吃饭，他会感到不舒服，所以他一般都是一个人去餐厅，独自一人吃饭，尽快吃完后回到自己的房间玩电脑和游戏。马特的母亲听到他几个月来一直与世隔绝时感到震惊。直到第二学期中期，马特都还是通过电子邮件和电话告诉母亲，他过得还好，并且交了很多朋友。

## ADHD、焦虑障碍和抑郁障碍的联合药物治疗

为了解决这些问题，我建议马特和我一起开始一个心理治疗课程，这样我们可以更好地了解他的社交焦虑，并尝试为他找出更好的应对策略。我还推荐了试用中枢兴奋剂以解决 ADHD 引起的问题。此外，我建议在调整和稳定 ADHD 药物剂量后开始使用选择性5- 羟色胺再摄取抑制剂（SSRI）以处理抑郁和焦虑症状。

我问马特他打算在接下来的夏天和秋天做什么。他告诉我，他打算住在家里并和朋友一起出去玩，与此同时准备在当地的一所大学上几门暑期课程，九月份回到学校。他说他愿意尝试这种药物，也想和我见面，完成我推荐的心理治疗。我在心里怀疑马特是否真的能够在几个月内就准备好回到他经历了这么多痛苦的大学，但当时我选择不去打击他的希望。我们同意下周一起开始治疗。

在我们的第一次心理治疗中，我让马特告诉我他和他的朋友们

做了什么，以及他对自己计划参加的暑期课程做了什么准备。他说，他还没有看过暑期课程的清单，也不知道这些课程确切的开课时间。我让他用电脑打印出课程清单，详细说明了注册要求和截止日期。然后我们谈到他对参加暑期课程缺乏热情，尽管他知道这样做将是一种克服他与新朋友互动恐惧的良好方式，也会弥补他在因病休学时失去的一些学分。

## 努力去掩饰令自己羞耻的事情

我还问马特他从朋友们那里听到了什么，以及他对朋友们说了些什么，因为他们当时正在比较在不同大学的第一年的感受。他说，尽管课业比预期的要艰难，但他们中的大多数人都说喜欢自己的学校，玩得很开心。当我问起他对朋友们说了什么关于第一年的事情时，他尴尬地咕哝着，他告诉他们对他来说大学生活也很艰难，但没有告诉他们自己已经因病休学，并且失去了第二学期的所有学分。我们开始讨论他认为朋友们可能对此有什么反应，会说什么，以及当他们发现他没能完成第二学期时，可能会对他有什么看法。马特对自己的失败有一种强烈的羞耻感。

在与我一起整理了几层他对自己隐瞒失败的合理化解释后，马特得出结论：他的朋友们可能会对他不得不因病休学感到惊讶，但不会真的认为他不好或因此批评他。他说他们可能会支持他，然后继续像往常一样一起互动。但是他也表示他仍然不想告诉他们，只想说他第二学期过得很艰难。

我对马特的回避提出了挑战，敦促他马上在我的办公室给他的一个朋友发短信，让他提醒马特有件经常忘记提到的事想告诉他。

马特很不情愿地同意了，并在写完短信给我看后发送给了朋友。在我们的下一次治疗中，马特报告说，他如实地把第二学期发生的事情告诉了他的朋友们，正如他所预料的那样，他们表达了一些担忧，但随后继续以他们一贯的方式与他互动。

马特报名参加了两个暑期学校的课程，但他报告说，他很难与班上的任何其他学生开始交流。我们对一些他可能会在课前或课间与另一名学生聊天的场景进行了角色扮演。他试了一下，还比较成功。在几周的时间里，他知道了另外两个学生的名字，并对他们有了一点了解。显然，与不熟悉的人发起哪怕只是简短的交流对他来说也是非常困难的。

# 失败：一种无意识的回避策略

马特在他参加的两个暑期课程中的学术工作对他来说也不容易。他说他很喜欢其中的一门课程，因为课程的主题很有趣，教授是一位非常好的讲师和讨论引导者。然而在其他课程中，因为他对课程主题并不感兴趣而且觉得教授很无趣，他很快就落后了，很难完成课程每周的简要写作任务。他说，他正在服用的 ADHD 药物似乎有些帮助，但并没有提高他让自己开始工作的能力，以完成他不喜欢的课程的阅读和每周写简短论文的作业。在接下来的 1 周里，他逃课了，因为他那天要做一次口头报告，但并没有做好充分的准备。他随后也不敢回去上课。

马特的父母很清楚，他跟不上那门课的进度。他母亲一直试图每天提醒和鼓励他完成课程作业，这一策略在他高中时通常奏效，但显然此时对马特来说适得其反。有一段时间，马特一直抱怨他母亲的唠叨导致他不愿做第二门课的功课，但当我质问他，他是不是正以一种似乎有不同动机的方式挂掉这门课时，他态度缓和了。我提醒他，他的父母说过，如果他不能顺利完成这两门暑期课程，他们将不会再支付一学期的学费。我提出，他考试不及格可能是他为了逃避在计划好的时间回学校，这样他就不必承认自己还没有准备好重返校园了。

我问马特，什么样的比例最能代表他按计划在秋季学期开始时回到大学的复杂感受。他认为大约有 45% 想 9 月份回学校，55% 则倾向于等待春季学期的到来。比较了即将到来的秋季学期与推迟一年返回的利弊，他更全面地形容了他在糟糕的大学一年级里感到多么的不快乐和羞愧。这使他透露了更多的恐惧和自我厌恶的情绪，他之前曾感受到这些情绪，但未完全分享出来。

关于如果马特不在即将到来的秋天回到大学，他的选择可能是什么，马特和我谈了很多。他强调，他非常喜欢这所学校并想回到学校，但他在极度恐惧中挣扎，担心同样的社交焦虑和羞耻感会导致他在学业和社交上再次失败。然而，当他谈到继续住在家里，在当地大学学习更多课程的时候，他强调所有的朋友都会离开家回到各自的大学，而他将再次独自一人，没有熟悉的人，也没有感到舒服的人一起玩耍。这两种选择对他都没有吸引力。

经过进一步的讨论，马特认为他还没有为马上回学校做好准备，他的心理治疗还有相当多的工作要做；他建议我们可以将治疗的频率从隔周两小时增加到每周 1 小时。我们和他的父母也共同讨论，他们欣然同意马特下学年留在家里，在当地的大学里多修一些课程，目的是 1 年后回到他开始就读的大学。

马特不想在第一学期结束时重返校园，因为他认为在年中回校，一切都在按部就班地进行中，他突然回去会更难参与到校园生活中来。马特的父母接受了这一点，但告诉他，他们认为他应该尝试找一份工作，这样他就可以在继续学习大学课程的同时获得一些兼职工作经验。他们还表达了为马特在下一年返回学校支付学费的条件：他们同意支付另一年的费用，但前提是，马特在下一学年成功地在当地大学完成至少4门课程。马特觉得很合理，同意了这个条件。

在当地大学上了两门秋季课程的几节课后，马特对有趣的教授讲授的课程充满热情；他抱怨另一门课程的讲师，说他是一名无聊的讲师，每周3个小时的课程肯定能治愈失眠。他还说，他遇到了一个高中的熟人，他也注册了其中一门课。他和那个朋友一起参加了历史校园俱乐部，那里有一群对历史感兴趣的学生。

## 克服社交焦虑的脆弱努力

一周后，马特微笑着提到，他在班级里注意到一个名叫乔安妮的漂亮女孩。他说他正试着鼓起勇气，在课间15分钟的休息时间里和她说话。我问他以前结识和约会女孩的经历。他回答说，他和他的任何一个朋友在高中的时候都没有尝试过约女孩。"我们都很感兴趣，而且我们都不是同性恋，但没有一个人有足够的信心去尝试约女孩出去。我们只是一群害羞的傻子。我们从来没有去过派对，也都不会跳舞。"我问他有没有考虑过学跳舞。他明确回答："决不！"

几个星期后，马特来参加心理治疗，看起来很沮丧。他猛地倒在沙发上，说他终于鼓起勇气问乔安妮是否愿意一起吃午饭，然后一起学习，准备他们班上即将到来的考试。但乔安妮说她那个星期没有时间。我问马特是否试图建议一个不同的时间。他很确定，乔安妮在任何时候都没有兴趣在课外与他见面，她无疑可以看出他是"可悲的"，并且永远不会想和他出去，即使只是吃午饭和学习。他说："我确实想谈恋爱，但短时间内是不太可能了。我在社交上太笨拙了。"这次失败的经历暴露了他内心的另一层痛苦——对身体和个性的羞耻感以及不满足。

大约在同一时间，马特问他的母亲，她能不能试着不去唠叨他的功课和工作，他说她的唠叨让他更不想做这些工作。母亲说她会试着每天不去唠叨。但当她看到他浪费大量时间玩电子游戏，却很少学习或准备功课，甚至没有努力找工作时（即使她每周都在向他介绍可能的职位空缺清单，这些职位都是她认为马特可能会去的），她很难不说什么。

## 或多或少令人胆怯的设置

一两天后，马特试图去找工作。他走进了当地的一家咖啡馆，问他们是否招人。他们告诉他，他们现在不需要任何人，但让他填写了一张表，以便有任何需要的时候可以与他联系。马特微笑着告诉我："这样就完成了我的求职。"尽管如此，为了响应一则要求为政治竞选拉票的通知，他自愿参加了这项活动，并每周花几天时间在竞选办公室工作，与另一名志愿者一起去拉潜在选民的票。当我问马特，为什么他在求职时如此紧张，但在政治竞选做志愿者工作时似乎并不紧张。他解释说，这项工作更有条理，在竞选中有非常具体的任务要做，并且他们在拉票时要使用非常具体的评论，感觉不那么尴尬。

# 抗拒改变行为

马特在秋季学期的课业仍然和暑期时一样喜忧参半。他报告说，在他喜欢的课程上，他经常参加课堂讨论，并且在期中考试中获得了 A－。他还告诉我，他很少在另一节课上讲话，并且逃了几次班级会议。他在这门课的阅读和写短文方面明显落后。此外，这门课程还需要撰写一篇研究论文。他已经为他的论文选择了一个主题，但几乎没有做什么准备工作，而距离学期结束的最后期限只有几周时间了。

我向马特建议，如果他把笔记和电脑带到我们的下一次心理治疗上，我愿意尝试帮助他归纳整理他的想法，这样他就可以开始写论文了。他礼貌地感谢我，但告诉我，他更想完全由自己来完成这件事。在我们的下一次会面时，他说他已经阅读了一些论文相关的材料，但仍然没有写出任何东西。他告诉我：

> 每天我坐在电脑前，对自己说："好的，我现在就开始做这件事。我真的需要开始了。"然后我只是打开另一个网页，开始做其他事情，直到已经很晚了。之后我就上床睡觉并且对自己说，也许明天再做吧。

我问他，为什么他如此反对把材料带到我们的治疗中，这样我们就可以更好地了解是什么阻碍了他开始写这篇只有 5 页长的论文。经过片刻的思考，他脱口而出："我只是不想让你看到我对读到的这些东西了解得有多么欠缺，在整理归纳我的想法方面是多么愚蠢。"我的回答是："所以你宁愿避免在我面前尴尬，避免完成这项任务，直到你因为不能完成一篇 5 页的论文而不及格，最终在父母和其他人面前感到尴尬。"

> 我当时的目标是试图帮助马特克服他对眼前情况的恐惧，即恐惧向我展示他对材料不了解的尴尬。为了做到这一点，我让他直面可能的后果，即如果他继续拒绝我在完成论文上提供帮助，很可能会导致他的课程不及格，从而给自己带来更多的难堪。

我当时的目标是试图帮助马特克服他对眼前情况的恐惧，即恐惧向我展示他对材料不了解的尴尬。为了做到这一点，我让他直面可能的后果，即如果他继续拒绝我在完成论文上提供帮助，很可能会导致他的课程不及格，从而给自己带来更多的难堪。我试图通过让他注意到他对远期的压力源——课程失败的恐惧，来帮助他管理近期的恐惧。马特和其他患有社交恐惧的人反复避免令自己害怕的情况发生——这是一种很难克服的策略，因为它在减少当前焦虑方面非常有效。有时这种策略需要强化一种恐惧来克服另一种恐惧。

## 更换无效的药物

这时，我还向马特提到，我很担心他从 SSRI 治疗中获益不多，他一直在服用 SSRI 来缓解他的焦虑和恶劣心境的症状。他说，虽然药物没有什么副作用，并帮助他感觉不那么沮丧，但药物似乎根本没有改善他的焦虑。我们一致同意：我联系马特的医生，要求停止目前的药物治疗，并试用另一种可能更有效的药物。我提醒马特，我们不能依靠药物来解决他的问题。他回应说，他并不是在寻找奇迹，而是希望药物能缓解他太过在意别人看法的倾向。

马特带着他的电脑和计划用来写论文的材料来参加我们的下一次治疗。经过一番摸索，他想出了一份论文陈述，然后给我看了他下载的5篇文章，用来完善和支持他的论文。这些文章都来自教授推荐的一份清单。我让他从每篇论文中摘录一些他认为可能有帮助的语句。

当他完成这些时，我建议他在每句话后加一两句话，用他自己的话解释他认为这句话为他的论点增加了什么。令我印象深刻的是，马特能够非常迅速地识别出这些来源中的主旨，然后用他自己的话详细阐述每一个想法。在我们两次1小时的会面中，他有足够的材料来整理出他需要交的5页纸。他估计（可能是正确的），只需要大约4个小时的工作就可以把他现在准备好的材料转化成一篇完整的论文。

## 再次失败

尽管做了这样的准备，马特在接下来的1周里在整理论文方面仍然没有取得进展，因此错过了交论文的最后期限。他鼓起勇气要求延期；他的教授很友善，给了他1周的时间，但他明确表示，如果到时还不能提交论文，这门课程的成绩就会不及格。马特无法在延长的最后期限前完成论文，因此在秋季学期结束时，一门课程得了 A，另一门课程得了 F。

马特显然对自己感到失望，因为他报告说，尽管延期了，但他仍然无法完成那篇论文，但他似乎并没有士气低落。他报告说，他已经注册了下个学期的 3 门课程，并打算通过这 3 门课程满足父母为他返回学校所设定的条件（在整个学年内圆满完成 4 门课程）。当我问他期望如何实现这个目标时，他递给我他的 3 门新课程的教学大纲，并告诉我，他现在准备开始与我更紧密地合作，完成他每周的工作。他说：

> 我觉得自己需要您的帮助，不仅仅是在期末的论文方面，还有帮助我在整个学期中每周保持工作的状态。我不喜欢自己需要这么多的帮助，但我认为只有这样做，才能让自己完成这学期应该做的事情，并且在我回到大学时学会如何照顾自己的事务。我之前还没准备好，但我想我现在准备好了。

我对此做了如下回应：

> 听起来不错，但重要的是你能否坚持到底。我们必须弄清楚，你想要回到大学和不想回到大学之间的平衡现在可能已经更多地倾向于前者，但这仍然是一场斗争。你不可能忘记在大学时的极度痛苦，像那样的恐惧不会突然消失。它们可能还会悄悄地挡住你的路。

## 规范和监控行为变化

"我很清楚这一点，"马特说，"但让我们开始吧。"然后我们集思广益，制定了一个计划，让马特在他不去上课的 4 天里，从试图在晚上做所有的功课变成每天白天做 3 个小时，晚上再做 3 个小时。

197

他建议把睡觉时间从凌晨 4 点提前至凌晨 2 点。他计划每天早上 9 点起床。我建议他在 3 天不上课的时间去大学图书馆学习，在那种环境下，他不太能去打电子游戏。他同意这一点并表示，在把他安排的不上课的这 4 天中的 6 个小时学习时间完成之前，他不会上网或者打游戏。

马特同意在所有指定阅读材料中的关键段落加下划线，由此向我展示他已经完成了阅读，也可以更容易地复习他所阅读的内容。他还建议制定一个表格，记录每天他实际投入学习的时间和回避学习的时间；他的计划是将这份每周工作表带到他的每一次会谈上，这样我们就可以一起监控他的进展了。我们同意每周抽出一些时间一起回顾他的进展，并确定是什么因素阻碍了他实施计划。

除了这些完成课业的计划外，马特还准备提高与陌生人互动的能力。他认识到，提高自己的社交技能对于他下一年能够回到大学顺利生活和学习至关重要。我们一致认为，在他选的 3 门课上，他要至少与每门课上的两名其他学生进行简短的交谈。他还同意在每门课上找一个学习伙伴，一起为期中考试做准备。马特认为对他来说，这些社交相关的任务比他计划的课业学习要困难得多。

马特在这个学期对这些社交和课业计划的实施还远远不够完美。有一些场合，他的工作量比他预定的要少得多；还有一些时候，他在阅读上有点落后了；也有很多次，他在课堂上完全避免与其他学生互动。但总体而言，从那时起，马特与我更配合了，在完成他的学习以及在课堂上与其他学生进行随意互动方面也更加成功。他在那学期以 A 的成绩完成了他的两门课程，并在另一门课中获得了 B。第二年秋天，他回到了原来的大学，发现自己实际上很享受，并保持平均成绩稳定在 B ＋了。

## 是什么帮助了马特?

- 通过谈话疗法减少对他的否认，认识到他在大学一年级社交和学习的痛苦经历，鼓励他与朋友坦诚分享
- 通过教育让马特和他的父母了解其社交焦虑和抑郁症状的严重程度
- 采用 ADHD 药物治疗的同时应用缓解抑郁症状和社交焦虑的药物；当一种药物被证明无效时，改用替代药物
- 父母提出了要求，即马特必须在当地成功完成课程后才能回到原来的大学
- 采用一对一辅导帮助消除写作障碍，提高论文写作技能
- 通过谈话疗法克服因害怕而回避所导致的失败；如果短期恐惧没有克服，则使其直接面对潜在长期问题所可能导致的恐惧

（赵琦华　译，孙黎　程嘉　校）

# 11

# 洛伊丝

> 我是一名从事特殊教育的老师，所以我的很多学生都患有 ADHD，但我从未意识到自己也是 ADHD 患者。整理东西和按时完成文书工作对我来说很困难，有时我很健忘。我大学毕业，并且已经从事教育工作 10 年了。但在过去的 1 年里，我过得很艰难，那些 ADHD 相关的问题从家里出事之后越来越严重了。
>
> ——37 岁的学校教师

虽然洛伊丝已经做了 10 年的特殊教育教师，并且教过很多患有 ADHD 的孩子，但她并没有意识到自己也患有 ADHD，直到她听到我在一个专业会议的演讲中描述了这种障碍的症状。她说，在她多年的学校教育和教学中，总是在以下几个方面遇到困难：集中精力完成任务，按时完成文书工作，整理自己的东西，以及记住所读到的或被告知的内容。我问她最近哪些问题对她来说变得更糟了。她回答说，这些问题一直都很困扰她，但在过去的几年里，由于她在家里遇到了一些麻烦，情况就变得更糟了。

## 持续的悲伤和不断的失望

我问洛伊丝她在家里遇到了什么样的麻烦，她突然哭了起来，啜泣地解释说 5 个月前，她和父亲在一起时，她的父亲突然心脏病发作。尽管洛伊丝努力地去做心肺复苏（CPR），但父亲还是去世了。她说：

> 我知道现在应该让这件事情过去，但我每天都哭得很厉害，无法把他躺在那里的画面从脑海中抹去。我好想他！自从我丈夫 1 年前受伤以来，他是一直在旁边给我最多支持的人。

我问洛伊丝她的丈夫受到了什么样的伤害。她解释说，她丈夫发生了车祸，因为没有系安全带，头部撞到了挡风玻璃，遭受了外伤性脑损伤。尽管住了 6 个多月医院，他依然恢复不佳。经过治疗他恢复了走路和说话的能力，但他已经不是原来的他了，变得相当喜怒无常，只能做一份没有技能要求的工作，再也不能指望他像以前一样了。一阵沉默过后，我对洛伊丝说，她在很短的时间内遭受了两次巨大的损失，没有人能够迅速或轻松地将这些事情放下。

虽然任何人都会因为洛伊丝经历的任何一个事件而遭受巨大的痛苦，特别是当这些事件接连发生的时候，但也确实有许多 ADHD

患者在应对损失和压力方面更加艰难，因为他们往往很难去调节和处理强烈情绪。因此，他们痛苦的生活会比正常人在同样的情况下更加糟糕。

虽然大多数处于压力和痛苦环境中的人能够通过回忆和关注生活的其他方面来逐渐"掩盖"强烈的痛苦和担忧，但患有 ADHD 的人经常陷入其中。有几项研究表明，患有 ADHD 的人往往有工作记忆障碍，这使他们很难同时记住多个事实或关注的问题[1]。他们更加有限的工作记忆容量可能使他们更难以记住可能有助于调节或对抗焦虑和压抑想法的记忆和事实。

> 患有 ADHD 的人往往是通过大脑的突触连接"门控"
> 强烈情绪的能力差。

研究表明，具有较强工作记忆能力的人在处理不愉快的情绪情况时往往更有方法，而不会太过纠缠于这些事件[2]。此外还有研究表明，患有 ADHD 的人往往是通过大脑的突触连接"门控"强烈情绪的能力差[3]。不管怎么说，洛伊丝对父亲去世和丈夫持续脑损伤的痛苦情绪始终挥之不去。

## ADHD 共病抑郁障碍

从我们最初的咨询来看，显然，洛伊丝像她预期的那样患有 ADHD。与此同时，她还患有严重的抑郁障碍，自从她亲人意外去世后，她每天都会被极度痛苦的回忆和绝望的感觉淹没。她的食欲也严重下降，大多数晚上存在入睡困难。为了处理洛伊丝的抑郁症状，我和她的医生安排她开始一个疗程的抗抑郁药物治疗，并同意她开始一个疗程的心理治疗。我建议在她服用抗抑郁药物稳定至少6周后，再开始服用治疗 ADHD 的药物。

在药物治疗和心理治疗的几个月内，我们关注了她复杂的感受：她因无法用心肺复苏术挽救父亲而产生了复杂的内疚感，她因父亲的死亡而感到被抛弃的愤怒，以及她对丈夫脑部损伤深深地悲痛。洛伊丝的饮食和睡眠都得到了恢复，她频繁地专注于自己悲伤的时间也越来越少。

在我们的心理治疗课程中，洛伊丝认为只有两种活动能让她从悲伤的痛苦中分散精力——学生和购物，她很在乎与学生的关系，也会购买很多课堂上和她自己需要的东西。她一直想成为一名母亲，但丈夫严重的脑损伤让他们感到无法承担成为父母的责任。她表示，购物在丈夫伤病和不能拥有自己孩子的持续失望中给了她一些安慰。尽管他们的关系中出现了这么多挫折，在丈夫住院的 6 个月内以及在此之后，洛伊丝做出了一直支持和照顾丈夫的承诺。

洛伊丝一直很喜欢教学，在她意识到可能永远不会有自己的孩子之后，她更加努力来满足她的学生们的需求。她知道学生们所有兄弟姐妹的名字，经常在放学后与父母进行长时间的谈话，甚至有时会以似乎有点过分的方式介入家庭事务。

另一个能与洛伊丝对教学和与学生一起工作的热情相提并论的事情便是购物了。她经常谈到她是多么喜欢在周末从一个吊牌拍卖或跳蚤市场漫步到另一个，寻找可能会让她的学生感兴趣的书籍或玩具，或者在购物中心里漫步，找到可能为她或学生们提供需要或想要的东西的促销活动。

## 强迫性购买和囤积

有一天，洛伊丝来参加她的治疗。她哀叹自己在购物上花了太多的钱。我问她情况有多么严重。后来我很惊讶地得知，洛伊丝除了最近几年购买的许多其他物品之外，还有 40 条蓝色牛仔裤，100 多套内衣，25 个煎锅。她告诉我，她的房子里堆满了大箱子和塑料容器，这些东西占据了太多的空间，以至于从一个房间走到另一个房间只有狭窄的小径。只有一点空间可以容纳她和她的丈夫坐在那里看电视。他们的每一顿饭都是在快餐盘上吃的，因为餐厅和厨房的桌子都堆满了东西，丝毫没有剩余的空间。当我问她和她的丈夫是否能够搬走或丢弃这些东西时，洛伊丝一想到这一点就显得惊慌失措。她喊道："我永远都做不到，这让我太紧张了，不能丢弃这些东西。"

> 有囤积问题的人似乎组织和规划自己财产的执行功能都有所减退。

此时我明白了：洛伊丝对购物以及为学生和自己的家庭收集材料的过度热情其实是她的强迫性囤积障碍的一个症状。囤积症以前被认为是强迫症的一个亚型。然而，最新版本的精神病学诊断手册已经将囤积障碍重新归类为一种独立的精神障碍。囤积障碍目前的定义是：一个人持续积累和保存大量他不需要或不使用的物品。通常这些物品会使他的生活空间变得杂乱或拥挤不堪，但如果试图丢弃它们，他会感到非常痛苦。通常，他们会将有价值的物品与其他人认为是垃圾的物品混在一起[4]。

有囤积问题的人似乎组织和规划自己财产的执行功能都有所减退。研究表明，一半以上的囤积障碍患者也患有重度抑郁障碍，大约 40% 的人也患有 ADHD。洛伊丝说，她的母亲倾向于购买并保留很多她实际并不使用或需要的东西，但洛伊丝也指出，在过去两年中，因为她丈夫出了事故和自己不能成为母亲的缘故，她自己的囤积问题比她母亲要严重得多。看起来，洛伊丝的购买和囤积行为在某种程度上让她在无尽的悲痛中不那么空虚。我们在几次治疗会谈中简要地谈到了这些问题，但当时洛伊丝还没有准备好进一步处理这些问题。在用抗抑郁药物和心理疗法治疗了两个月后，洛伊丝说她的抑郁感觉大大减轻了，并且想要解决最初寻求治疗的问题——ADHD。她很担心与 ADHD 有关的问题：专注于任务、整理文书、集中精力以及有效利用工作记忆的困难。

## 抗抑郁药物加用 ADHD 药物

在我说明了洛伊丝的 ADHD 诊断后，她的内科医生同意让她在服用抗抑郁药的同时试用兴奋剂药物。她的内科医生还同意与我合作，微调兴奋剂的剂量方案，这样我们就可以确定什么剂量和时间对洛伊丝最有效。在几周内，洛伊丝说，她觉得药物帮助她改善了大部分 ADHD 困难，至少在她一天中药物有效的那段时间里是这样。

此时，洛伊丝觉得她的功能比她开始治疗时要好得多。她建议暂停心理治疗并继续她的药物治疗方案。她告诉我，她计划最终恢复心理治疗，但不确定何时恢复。我同意了，鼓励她继续服用药物，至少每 6 周与我会面一次以监测她的情绪状态和用药情况。如果她再次感到非常沮丧，她得立即与我联系。

大约 6 个月后，洛伊丝打电话说她再次感到非常沮丧，需要尽快过来。当我们见面时，她解释说，她已经停药了，但她的公公突然去世，这让她和她的丈夫都很难过。她平时并没有感到与公公很亲近，但参加守灵和葬礼时却唤起了她对 1 年前父亲葬礼的生动记忆，这把她带回了几个月前经历的极度痛苦的悲伤和绝望之中。

## 重燃的悲伤

在接下来的 1 个月里，洛伊丝身边又有两个人去世了，这使她的悲伤变得更加复杂。首先，她从电视新闻中得知，她以前的一个学生和一个同胞在一场悲惨的火灾中被烧死了。几个星期以来，洛伊丝每天都为这件事哭好几个小时。然后她得到消息，她学校校长的妻子因为癌症去世了。洛伊丝告诉我，这位校长"就像我的父亲一样，在我父亲去世时给了我很多帮助"。当她看到他的妻子在棺材里时，她感到非常难过。"到了该走的时候，我不想把他一个人留在殡仪馆。"洛伊丝对校长孤独感的关注可能是源于她自己的孤独，因为她的母亲最近搬到佛罗里达过冬，要到春天才会回来。这种新的伤痛和重燃的悲伤相结合的感受让洛伊丝不知所措，淹没了她的思想并使她动弹不得。

在我的敦促下，洛伊丝同意恢复服用之前对她有帮助的药物，并恢复心理治疗。1 个月后，洛伊丝接到通知，她的学校将不再开设特殊教育课——这是她一直教的课程。她将被转到另一所学校，在那里她将没有自己的班级或教室。她会带一小群学生在他们的常规班级之外，提供补习式的帮助，以提高他们的阅读技能。对洛伊丝来说，这相当于她自己的孩子突然被抢走，她将不再有一群自己的学生，甚至没有自己的教室来装饰。她被迫离开熟悉的大楼和与她一起工作了 5 年的同事们。

## 额外的生活压力导致抑郁加重

在短短几个月内，洛伊丝遭受了多个令人震惊的损失：她公公的去世，校长妻子的去世，她以前学生的悲惨死亡，以及调动工作带来的预期损失——在那里她将不再有自己的班级和教室。这些逆境都不是她造成的，也不在她的控制之下；然而，这一连串痛苦的损失，直接或间接地严重加剧了她的抑郁和 ADHD 症状。洛伊丝说在她公公去世之前，她正在服用有助于改善情绪、注意力和工作能力的药物。服药过程中，她没有出现任何不良反应，但在药物用完后，她没有再拿药，也没有回来找她的医生或我帮她监控和重开药物。就在那天，我们让她重新开始服药，她同意了。

> ADHD 患者对这些逆境的反应往往会加剧和延长，因为他们难以调节自己的情绪反应，经常会沉浸在当前影响他们的情绪中。此外，他们对于有助于缓解他们当前情绪状态的其他事实和感觉的记忆能力较弱。

关于逆境对 ADHD 影响的研究不多。有几项研究关注了压力因素，如贫困、父母的精神疾病、严重的婚姻不和谐等对 ADHD 儿童的影响[5]，但几乎没有研究关注成人 ADHD 的这些问题。如果洛伊丝在应付更多的死亡及工作性质或环境发生重大变化之前，她和她的家庭经历了一段较长的稳定时期，结果会怎样将不得而知。然而，就已经研究过的儿童而言，似乎没有任何特定形式的逆境会加重 ADHD，但多重应激源的累积可能会导致成人 ADHD 损伤显著加剧。

ADHD 患者对这些逆境的反应往往会加剧和延长，因为他们难以调节自己的情绪反应，经常会沉浸在当前影响他们的情绪中。此外，他们对于有助于缓解他们当前情绪状态的其他事实和感觉的记忆能力较弱。不仅那些患有 ADHD 的人经常难以将他们的注意力从目前困扰他们的担忧、挫折、悲伤、绝望或愤怒上移开，许多正常人也会有"注意偏向"，即一种回忆的倾向，他们将注意力转向其他类似的焦虑、沮丧、失望等记忆，而经常忽略回忆与之对比鲜明的事实或经历。一些研究显示，慢性焦虑或抑郁患者存在这种注意偏向，但关于 ADHD 的临床工作表明，类似的注意偏向不仅经常出现在焦虑和抑郁中，而且也出现在各种其他情绪中[6]。洛伊丝倾向专注于并沉浸在失去和失望的记忆中，这在 ADHD 患者中很常见。

为了应对洛伊丝复发的抑郁障碍，我们与她的医生沟通增加抗抑郁药物，并恢复进行心理治疗。在接下来几个月的治疗过程中，洛伊丝的丈夫无法应对父亲死亡的情况变得清晰。他越来越抑郁，经常对洛伊丝极端敌视甚至口头辱骂，在受伤前他完全不会这样。他尝试了心理治疗的一个疗程和一些药物，但这似乎对他俩的互动没有什么影响。洛伊丝和她的丈夫尝试了一些联合婚姻咨询，但没有什么效果。

## 破碎的梦想和结束的婚姻

6个月后，洛伊丝不情愿地决定去见律师，并告诉丈夫她正在申请离婚。他的反应是绝望的愤怒和沮丧，威胁要自杀或杀死她（或让他们两个都灭亡）。他自愿在精神病院住了几个星期，但无济于事。这对夫妇依旧分居，最后离婚了。由于她的收入明显高于她的丈夫，法院要求洛伊丝支付他的赡养费。洛伊丝继续沉浸在梦想和婚姻破灭的沮丧情绪中，以及自己抛弃丈夫而产生的内疚和对生活改善的绝望中。

## 功能逐渐下降

接下来的几个月里，洛伊丝在工作中遇到了越来越多的困难。她完成了向新学校的过渡。尽管她使用了ADHD药物，并调整了服药剂量和时间，但仍难以履行自己的职责，包括更多的文书工作。对她来讲，这项任务一直都有相当大的困难。新学校要求她记录下现在单独或在小组辅导的每个孩子的具体计划、干预措施和进展，但她常常不能准确充分地记录。整理论文和规划任务顺序也很令她头痛。在抑郁和焦虑情绪的影响下，她的ADHD症状日益加重。新校长和她的部门主管同她开始了一系列的监督会议来帮助她跟进文书工作的进程。

在新环境中的几个月里，洛伊丝很多时候在放学后疯狂地加班3个小时甚至更多，试图完成文档并整理记录，但效率很低。尽管每天加班这么长时间，但她经常带着一大堆文件来参加监督会议，并且无法找到校长和主管要求她提供的有关具体学生的信息。每次会议之后都有一份正式的书面报告。这种加强的监督和评估进一步加剧了洛伊丝对自己和自己能否胜任这份工作的担忧。她（正确地）认为，他们不仅试图向她提供帮助，而且也留下了可能很容易导致自己被解雇的书面记录。

## 强化日间治疗和努力拯救他人

在接下来的几个月里，洛伊丝的抑郁和焦虑症状加剧，很明显，她已不再能够履行她的教学职责。正如所料，她被学校解雇了。两周后，她变得非常沮丧和焦躁，我不得不让她去当地一家医院进行精神病患者强化日间治疗。

洛伊丝在强化门诊治疗中得到了相当大的支持，她与其他同样在艰难的生活环境中挣扎的患者进行了小组会议。她说，在这些小组会议中，她经常扮演一个特别有同情心和支持他人的参与者角色。当一位比洛伊丝大 10 岁左右的抑郁女性抱怨说她从租住的公寓被赶出来而无处可去时，洛伊丝冲动地自愿让这名妇女暂时住在她曾经和她丈夫住过的房子里。门诊工作人员建议不要这样做，但洛伊丝坚持，随后这名妇女搬了进来。

很快，洛伊丝抱怨这个新室友坚持让自己每天晚上为她做饭，并希望洛伊丝经常在她身边；1 个月后，洛伊丝的电话费涨到了1000 美元以上。而且，这个女人不做任何家务。两个月后，她再也无法试图照顾这个女人了，在姐姐的支持下，迫使这个女人搬了出去；大约在同一时间，洛伊丝因为保险不能再覆盖她的治疗，所以强化门诊治疗也结束了。

## 为寻求稳定做出的冲动努力

同时，甚至在那个女人搬出去之前，洛伊丝已经找到了一个男朋友，他对她产生了强烈的吸引力。他已经离婚 7 年了，但由于法院强制他探望两个孩子，他和前妻仍在交往。洛伊丝喜欢她在这个男人身上看到的明显的力量，并说他对她很好；然而，洛伊丝也告诉我，"有时候，他对我说的话真的很刻薄"。我告诫她需要花一些时间进一步评估这种关系。她对此的反应是在接下来的几个月里避免和我有联系。

3 个月后，洛伊丝重新开始了心理治疗，此时她与这位"知之尚少"的新男友结婚不久。在他们结婚后，洛伊丝还清了新丈夫之前欠下的 1200 美元债务。她说，他在没有任何保险的情况下驾驶她的车时发生了两次机动车事故，并且在她不知情或未经她同意的情况下，将她珍藏的大部分东西从现在属于他们的房子里搬到了院子里他盖的金属工具棚内。当她发现丈夫辞职、卖大麻，并且她的加油站信用卡欠款涨到 500 多美元后，她告诉他，她要离婚，这样她就不会再背上他造成的任何债务了。他犹豫不决，但当她威胁要去警察局投诉他时，他同意了离婚。

洛伊丝思考了把陌生女人带回家和与一个不熟悉的男人"闪婚"的这些事情，很快意识到，这些冲动莽撞的行为是她为了解决生活问题所做的欠考虑的尝试。她承担起照顾穷人的角色，不顾一切地希望他们会用爱来回报她的仁慈，就像父亲去世前她从父亲那儿得到爱，丈夫受伤前她从丈夫那儿得到爱，以及失业前从学生那儿得到爱一样。

在经历了这些困难之后，洛伊丝仍然失业，未来职业前景也十分堪忧。她根据教师工会的合同申请残疾退休。最初，工会拒绝了她的请求，但在工会指定的医生和我的建议下，他们重新考虑并批准了她的请求。然后洛伊丝搬了家，和她喜欢的其他亲戚住在一起，这些亲戚也同意收留她。

◦ ◦ ◦

洛伊丝的故事说明患有严重 ADHD 的成年人，即使是非常聪明的患者，也可能经历一系列的逆境。有些逆境，比如洛伊丝父亲的死亡和她丈夫的脑损伤，仅仅是由于不幸或倒霉；有些可能是由于共患疾病，如抑郁症或焦虑症；有些则主要是由于 ADHD 本身的损害。最近一项涉及 200 多名 ADHD 男性和女性的研究证明了这一点，该研究提供了明确的证据，表明 ADHD 注意力不集中和（或）多动的严重程度独立于并存的精神疾病，与消极的生活事件相关，如被解雇、婚姻分居或离婚、经济状况发生重大变化或丧失、生活条件发生重大变化等[7]。

## 维持治疗的困难

洛伊丝无法控制父亲的死亡或丈夫的严重脑损伤，但她无法胜任工作最终导致失业，这显然与她没有得到充分治疗的 ADHD 有关。她疏忽细节、组织混乱和工作记忆不良等与 ADHD 相关的损害，也导致了她经常不遵医嘱定期服用药物。ADHD 还导致她经常缺席治疗，尽管有电话提醒；有时为了避免治疗，经常是好几周才完成一次。与一些患者不同，她是不幸的：缺乏他人支持，也没有人参与到她的治疗中帮助维持对其 ADHD、抑郁症和焦虑症的治疗。

如果洛伊丝能够持续治疗 ADHD 和抑郁症，很可能（尽管不确定）她能够做好自己的工作，维持工作，并从工作中获得一些满足感，就像她过去 10 年所做的那样。不幸的是，症状的严重性、没有足够的社会支持以及无法维持治疗导致了一连串的逆境，最终使洛伊丝梦想破碎，失去支持自己的能力。

◦　◦　◦

幸运的是，洛伊丝的伤残抚恤金至少给了她最低限度的财务稳定。当她收到远方一位最近丧偶的姑妈的邀请时，她的情况大大改善了。这位姑妈希望洛伊丝能过来和她住在一起，并帮助她照顾住在附近的两个年幼的孙子。洛伊丝很高兴地接受了这个邀请，随后报告说进展顺利。一个大家庭的新环境为洛伊丝提供了机会，在日常生活中为姑妈提供支持并帮助她照顾孩子，这两个角色洛伊丝应该会胜任的。

## 是什么帮助了洛伊丝？

- 谈话治疗，以应对父亲去世、无法生育、丈夫受伤后持续残疾的悲痛和内疚
- 重度抑郁障碍的药物治疗
- 对长期存在的 ADHD 损伤的诊断、评估和药物治疗
- 认识到过度购买和囤积的问题
- 恢复谈话治疗，处理离婚、重燃的悲伤和增加的压力源
- 无法履职时转诊强化日间医院治疗
- 治疗支持，帮助其获得伤残津贴和实现居住稳定

（赵琦华　译，孙黎　程嘉　校）

# 12

## 詹姆斯

> 假如这个月我完不成那四篇论文，将会被休学察看，可我就是无法完成。这个问题很久以前就存在了，但现在比以前任何时候都严重。虽然我已经完成了论文的大部分研究工作，但我总是停留在第一段，进行不下去。我被困住了！
>
> ——20 岁的大学生

我第一次在候诊室见到他们时，詹姆斯的父母快步走过来介绍他们自己和詹姆斯。詹姆斯紧随其后。他看起来比实际年龄小几岁，上前做自我介绍时，很正式地跟我握手，但目光接触较少，感觉他有点害羞。当我们四个在办公室坐下，我直接问詹姆斯为什么来找我时，他母亲马上开始解释他们为什么过来。我不得不打断她，并再次询问詹姆斯这个问题。他的回答是："来帮助我完成我欠下的四篇论文，这样 1 个月后我就能重返学校了，以及帮助我在大三时表现得更好一点。"

我问詹姆斯，这些论文他整个春季学期或者暑假以来差不多两个月的时间都未能完成，为何认为在接下来的 4 周内我可以帮他完成。他回答说："我也不知道你是否能帮我完成。我退出了暑期课程，而且可能还要休学一两个学期。我的处境看起来有点无法挽救了。"他的父母立即信誓旦旦地向他保证，他一定能在截止日期前完成论文，并如期开始大三的学业。他父亲还补充说："我不认为你的问题有那么严重。"与此同时，在我们谈话的大部分时间里，詹姆斯一直像小孩一样握着母亲的手。

在随后 3 个小时的会谈中，詹姆斯谈道，即使他已经做了许多准备工作，但最后仍然会陷入完不成学期论文的困境中。父亲报告说他曾尝试提供一些帮助，但作用不大。詹姆斯告诉我们，在春季学期，他变得越来越忧虑和不快乐，每次当他打算完成论文时，最后都会变成把自己关在房间里玩很长时间的电子游戏。他还向我们保证，他没有饮酒、吸食大麻或任何其他毒品。

詹姆斯的父母回忆起他五年级的时候，经常被其他认为他势利的同学欺负，因为他大部分功课比班级其他所有同学都好得多。虽然他们提起此事的本意是为了强调他的学习实力，但我却意识到詹姆斯既往存在社交方面的缺陷，而且他的父母并未认识到问题的严重性，这一问题显然远远不像完不成论文那么简单。

会谈结束时，我告诉他们，詹姆斯似乎不仅在写论文方面有困难，他还存在更广泛的符合 ADHD 诊断的执行功能（EFs）损害，包括在分清事情的轻重缓急、组织、保持专注、持续努力和工作记忆方面的问题。这些缺陷影响他生活的多个方面，其中最明显的是书写论文的能力。我还补充道，他告诉我的情况也表明，他已经有一段时间非常焦虑了，特别是在社交关系和自尊方面，并且最近几个月来，他的抑郁情况似乎越来越严重。

听到这里，詹姆斯和他的父母很吃惊，一个这么聪明、多年来在学校一直很成功的人竟会患有 ADHD。不过他们也认可我对 ADHD 及其相关损害的描述，与詹姆斯的经历完全相符。他们征求我的建议，看能做些什么。由于他们住得太远，不方便坐车定期来我的办公室，因此我提议，正如我有时做的那样，如果他想在我这儿接受治疗并尝试下个月完成论文的话，他可以在附近按月租一间公寓，每周治疗 5 次，同时尝试用一些药物来缓解症状。我的建议是，强化治疗的这个月他不仅可以尝试完成论文，我们也可以评估一下他是否真正做好了 9 月份重回学校的准备。

第二天早晨，詹姆斯和他的父母回来为我提议的计划做必要的安排。他的父母在我办公室附近帮他租了一套带家具的公寓，之后就回家了。他们走之前鼓励詹姆斯，相信他能在 1 个月内解决好所有问题，并且 9 月份就能复学。他们离开后，詹姆斯告诉我，他不像父母那样有信心这么快就解决好所有的事，他也并没有如实告诉父母，整个上学期他的状况有多糟。我们对治疗方案达成了一致：一部分时间致力于一系列个人情绪问题的治疗，另一部分时间专门用来解决他寻求咨询的最初问题——论文撰写。

## 努力把流利的口语转换成书面文字

第二天早上，詹姆斯准时赴约。按照我的要求，他带来了电脑以及完成第一篇论文所必需的书及笔记。他给我看了课程大纲及教授对论文的要求，然后非常详细地介绍了他所收集到的资料。从资料中他学到了很多，并且在解释这些资料时很流利，这让我印象深刻。但我也注意到，他并没有在他打算使用的书的相关部分进行标记，也没有做任何阅读笔记。他只是试图在脑子里做这件事。

我让詹姆斯展示一下他迄今为止所写的论文提纲及草稿。他打开电脑上的文件夹，给我看了开头一段的三句话。他解释说，他从来没写过任何提纲，也从来没写过草稿，然后再去扩展和编辑。他一直是不得不将整篇论文作为最终稿来写，在他能够继续写下一句之前，努力使每一句都"恰到好处"。他介绍资料时表达流畅，结合了许多具体的事实和日期，令人印象深刻，这与他将这些想法落实到句子和段落的能力严重不足形成了鲜明的对比。

> ADHD 患者的书面表达常常存在问题。一项基于人群的大型研究发现，ADHD 患者中，64% 的男孩和 57% 的女孩存在书面表达障碍。

ADHD 患者的书面表达常常存在问题。一项基于人群的大型研究发现，ADHD 患者中，64% 的男孩和 57% 的女孩存在书面表达障碍，而在未患 ADHD 的男孩和女孩中，比例分别是 17% 和 9%[1]。一项临床研究对 ADHD 儿童和青少年的阅读、数学以及书面表达成绩进行了比较，发现有 70% 的学生在三项测验中分数最低的是书面表达。另外一些研究也发现，46% ～ 65% 的 ADHD 患者同时符合书面表达方面的特定学习障碍的诊断，而未患 ADHD 的儿童中，仅 10% 的儿童书面表达困难达到了诊断的程度[2]。

# 执行功能受损对书面表达的影响

许多 ADHD 患者存在书面表达损害，这并不为奇。生成单词并组织成句，然后按顺序排列成段写出来，这一任务对执行功能的要求比完成阅读和数学任务要高得多。阅读时，需要通过运用工作记忆来记住刚刚读到了什么，调动相关记忆，对其进行整合以理解书面文字的意思。对读者来说，要加工的刺激是已经呈现在纸张上的文字或数字。而作者面对的则是空白纸张，必须组词造句来传达特定信息并编辑书写，将他 / 她的想法和感受以一种可理解的方式呈现。对大多数人来说，书面表达比阅读和数学更具挑战性。而对存在 ADHD 相关的执行功能——比如工作记忆、组织和优先排序、注意的维持和转换——受损的人来说，这种挑战更明显。

鉴于执行功能对书面表达的重要性，我建议詹姆斯服用一种中枢兴奋剂，以缓解他的 ADHD 症状，尤其是帮助他完成所面临的书写任务。调整服药剂量和时间以建立有效的治疗方案大约花了一个星期。很快，詹姆斯报告说，在药物的帮助下，他开始着手写作并持续努力。这与其他患者的临床报告一致，他们使用中枢兴奋剂有助于改善注意力和完成书写任务。探讨中枢兴奋剂对 ADHD 大学生书面表达问题的治疗作用的对照研究比较少，但其中一项初步研究发现，药物治疗可同时改善 ADHD 大学生的书写技能和写作能力，且改善后与正常对照的水平相当[3]。

有时情绪会对技能学习和运用产生影响。

尽管服药时詹姆斯更能集中注意力，但药物并不能帮助他提高将想法转化成文字的技能。药物也不能缓解他写作时的情绪问题，他觉得每句话都必须听起来"刚刚好"，然后才能继续写下一句。有时，情绪会对技能的学习和运用产生影响。

詹姆斯写论文的问题之一是难以组织自己的想法并按重要性排序。关于要写的主题，他储备了大量的信息。家庭作业这部分他做得很好，但他只是把这些信息散乱地堆在脑子里，几乎不清楚哪些信息是重要的事实和概念，哪些是次要的，可以用来举例说明。当我问他关于写作素材的问题时，他回答得非常好，但在组织和跟进问题方面存在很大的困难。

当詹姆斯试图写作时，他所面临的情绪问题不仅包括在构思每一个句子时的过度完美主义，还包括所累积的焦虑和写作能力不足感。与写作的漫长斗争使他面对任何冗长的写作任务时都感到无能为力。

## 准备写作：借助图像式思考辅助工具

为了解决詹姆斯的组织能力问题，我让他阅读一本关于组织学术论文的小书[4]。我还向他介绍了一个名为 WebspirationPRO 的图像式思考辅助工具，这是一个专为大学生和商务人员设计的软件。这个程序可以让詹姆斯把脑子里收集到的每一个观点和事实用几个词写在不同的小椭圆形里。随后，我指导他在计算机屏幕上移动这些椭圆，先识别最重要的主题，再使用屏幕上的工具将这些主题彼此连接起来，提取形成级别不同的示例和支持点。然后，他逐渐开始把这些信息按等级排列。完成上述工作后，詹姆斯只要点击一个图标，软件就会把他以图形化方式创建的内容组织成一个初步的传统大纲，然后他可以在此基础上进行修改、扩展和详细说明。

# 写作障碍：过度的完美主义

虽然这个软件对詹姆斯很有用，但并不能解决他书面表达时存在的情绪问题。在这个过程中，詹姆斯有时会变得不耐烦，他想马上开始写他惯用的句子和段落。当我对他常用方法的灵活性提出质疑时，他解释道：

> 我总觉得需要把第一段的第一句话写好，听起来"刚刚好"，之后才能继续写下一句。这样，我就要把这个句子写得听起来很好，之后我才能继续写下一句，如此等等。之前每次写论文都是这样子的。因为可能要花一段时间才能找到适合这个句子的单词，所以这通常要花很长时间。直到把那句话写好，我才会觉得可以继续进行。教授们通常很喜欢我写的东西，但经常会因为我交得太晚而分数比较低。而有时我根本无法完成，所以交不了作业。

这种充满焦虑、追求完美的写作方式并不是詹姆斯独有的。许多 ADHD 患者也存在类似的困难。这种"第一个句子必须完美，我才能写下一句"的方式实际上是强迫症（OCD）的一种变体，涉及心理定势和任务取向上的"固着地持续重复"；也就是说，在任务的某一方面达到感觉"刚刚好"的标准之前，个体无法放手并继续前进[5]。一个被迫以这种缓慢、乏味的方式写作的人，一定会被准备长篇学术论文的任务压垮。当预料到要面对这样一场漫长而激烈的斗争时，他很可能会拖延或者完全逃避这个任务[6]。

我让詹姆斯克制住自己想要直接写句子和段落的反复冲动，并鼓励他尝试换一种方法，即在尝试书写论文的任何文本之前，先花时间整理观点和事实。詹姆斯带着这个程序回到他的公寓并独立操作，并宣称在两天后的写作辅导课上，他可以将论文的草稿带给我看。

第二天的日程是心理治疗。詹姆斯按时到了，但看上去很累。他解释说，他一直在努力尝试写论文，但却被其他事情分心，"就像以往每次尝试写作时一样"。开始写论文不久，詹姆斯决定"就休息半个小时"，玩一玩笔记本电脑上几个电子游戏中的一个。一个接着另一个，他一直玩到了凌晨 3:30。这时他觉得应该先去睡一觉，这样才能早上继续写论文。然后他一直睡到快中午才起来，正好赶上我们约定的时间。

## 药物治疗的"增强剂量"

我问詹姆斯在写论文之前是否服用了 ADHD 的治疗药物。他没有！我提示他在不服药的情况下写论文是在浪费时间。我们讨论了在超过早上服用的兴奋剂起效时间之后，如何在必要时服用增强剂量以延长起效时间。在接下来的几天里，他发现增强剂量非常有用。没有它，他就无法在下午晚些时候或晚上有效地工作，因为早上服用的缓释药物已经失去效用。在兴奋剂疗效稳定后，我安排詹姆斯开始加服一种选择性 5- 羟色胺再摄取抑制剂（SSRI），以试图缓解他的慢性焦虑、持续担忧、刻板化及潜在的抑郁障碍。

## 电子游戏"成瘾"

我很好奇那些电子游戏对詹姆斯的特殊吸引力，因此让他给我介绍一些他一直在玩的游戏。他将这款游戏描述为一款充斥着轰炸和射击的战争策略游戏。带着尴尬又有点自鸣得意的微笑，詹姆斯评论道："在这些游戏和 YouTube 上，看着人们被枪杀或炸死，我有一种可怕的兴趣。"詹姆斯进一步解释说，对他来说，这些游戏让他摆脱了长期的无聊状态，也让他感到平静和抚慰。我让詹姆斯估计一下，在上大学的最后几个月里，他每天花在这些游戏上的时间有多少。他说，大部分时间里花 4～8 个小时，有时甚至更长，而且他一旦开始玩游戏，就几乎不可能停下来。詹姆斯报告说，尽管他很少逃课来玩游戏，但长时间玩网络游戏经常妨碍他完成阅读作业、学习或准备学术论文。

> 人们对"网络成瘾"越来越关注。"成瘾"一词有多种定义，但本质上是指从事某种活动或使用某种物质的习惯性强迫行为，并且无视其严重后果。

近年来，人们对"网络成瘾"越来越关注。"成瘾"一词有多种定义，但本质上是指从事某种活动或使用某种物质的习惯性强迫行为，并且无视这种行为或物质的持续使用会带来的严重负面后果。一些研究对美国、韩国、中国、印度和其他一些国家的网络成瘾进行了评估。虽然这些研究中使用的定义和研究方法存在差异，但均显示"网瘾"的发生率在普通人群中估计约为 6%～15%，在大学生中估计约为 13%～18%[7]。

我对詹姆斯过度使用网络游戏的动机，即游戏对他的情感吸引力比较感兴趣。游戏给了他什么，让他如此持久地沉迷其中？詹姆斯最感兴趣的游戏类型是大型多人在线角色扮演游戏（MMORPGs）；其中最受欢迎的游戏之一是《魔兽世界》，据报道，该游戏在 2010 年拥有超过 1100 万玩家。

这些游戏是在线玩的，在复杂的虚拟世界中，玩家创建一个名为"阿凡达"的虚拟角色，然后指导其完成各种任务，增强其能力，并且在游戏中不断变化的虚拟世界里，与其他虚拟角色进行积极或消极的互动，即使没有任何玩家参与，游戏也是不断演变的。在玩游戏的同时，玩家还可以与其他认识或不认识的玩家聊天，就游戏本身和（或）个人生活进行交流。

既往关于玩 MMORPGs 的动机研究确定了玩家的兴趣有几个维度。第一个维度是成就感：玩家可以指导他或她的化身获得改进过的装备，以增强其完成具有挑战性任务的能力，从而获得更高的地位。第二个维度是社交互动：玩家可能会加入在线群组或行会，也可以与其他玩家进行社交对话，其中一些玩家会成为熟悉的朋友。第三个维度是参与的情感强度，即沉浸于游戏中的幻想世界的程度。

因为游戏是复杂并且高度多样化的，可以完全匿名，它为玩家提供了体验新角色的机会，其中一些角色可能是他们从来不愿意或不能在现实世界中所承担的。在游戏中，他们可以让自己沉浸在一个与自身实际性格相差甚远的角色里，如激进的竞争者或强大的暴力侵略者。他们不敢在现实社会环境中展示这类特质，因为害怕可能会收到负面反应。对一些人来说，这类游戏只是一种愉快的消遣；但对另一些人来说，他们对游戏太沉迷，以至于觉得游戏给他们提供了另一个重要的平行世界，在那里他们可以成为另一个可选择的、更令人满意的自己[8]。

对许多人来说，MMORPGs 给他们提供了另一个可以获得情感满足的世界，这种满足感与通过交友、运动队、俱乐部、兄弟会、姐妹会、服兵役、学术研究、工作、约会、婚姻或其他与他人面对面互动的关系中所获得的情感满足相类似。对一些人来说，在他们人生中的某些时候，这种虚拟世界中的体验可能是最吸引人的，或者可能是获得这种满足感的唯一选择。

◦ ◦ ◦

我问詹姆斯，是他玩电子游戏的时间长，还是在课堂外与同学一起做事的时间长。他回答说："玩电子游戏的时间更长。对我来说，和别人一起做事是件苦差事。我想我给人造成的气氛是我不想和其他人出去玩。比如，对我来说，去吃饭就是为了吃东西，而不是社交。"我问他，他说的"气氛"到底是什么样的？他举例回答说，有几次其他学生告诉他，他常常显得冷漠和不友好。当我问他是否接受他们的评价时，他说他不知道。因此，我们探讨了为何詹姆斯对自己与成年人相处的能力很有信心，但在与同龄人交往时却经常会感到尴尬。他说，虽然他很想交个女朋友，但在和女孩子相处时他特别不自在。

## 社交焦虑和回避

詹姆斯很沮丧地告诉我说："除了论文写作，这些东西也让我觉得很绝望。大学时期应该是你和别人一起玩乐的时候，但我还没学会怎么做。"我们一致认为，处理他的社交尴尬感和焦虑感是后续工作中的重要部分。

在接下来的几周里，尽管在执行过程中遇到了相当大的困难，但詹姆斯逐渐意识到在写论文前整理自己的观点和研究数据的必要性。每当他独自工作时，他总是与使他分心的电子游戏和 YouTube 做斗争。我让他每天去当地的公共图书馆学习几个小时，然后每天回来告诉我他完成或未能完成的工作。在这样结构化的强有力支持下，他能够在最后期限之前完成四篇论文。

## 是否继续强化治疗

在那个月的最后一周，我和詹姆斯讨论了好几个小时，他必须决定是回到大学开始秋季学期，还是留下来继续治疗。他发现治疗 ADHD 的兴奋剂药物对他有很大帮助，也开始从抗抑郁药物的治疗中获益，但他意识到，他很依赖于与我一起工作时所提供的结构，他觉得没有信心，他还没有准备好独自处理他的社交焦虑和书面写作困难。他告诉我："虽然我的父母迫切希望我立即复学，但我觉得还有许多问题需要解决。"我们讨论后发现，希望他马上复学的不仅仅是他父母。詹姆斯自己也在休学一年继续治疗，与按时复学上大三并寄望于从此一切都会好起来之间左右为难。

在我们一起和詹姆斯的父母会面时，他告诉他们，他无法做出决定。他和他的父母征求我的意见。我告诉他们，詹姆斯能够完成他的四篇论文让我印象深刻，但我也认识到，他只有在很多强力的支持下才能做到这样，这些支持远比他在学校里所能得到的多得多，并且这期间也没有其他课程。

我的建议是，詹姆斯至少还需要休学一个学期，继续强化治疗，同时在本地大学进行全日制课程的学习，在那儿他可以在同龄人群的实际环境中处理他的社交和学习问题。我解释说，如果詹姆斯不选修足够的可获得学分的大学课程，我将不再提供进一步的治疗。我认为，这种环境对他的时间规划来说是必要的，我们也可以更好地了解他在社交和学习方面的优势和困难，他也可以在这样的环境中练习做出一些必要的改变。

这次会面后，经过一晚上的考虑，詹姆斯和他的父母决定按照我的建议进行，即让詹姆斯至少休学一个学期进行强化治疗，同时在本地大学上课。在第一个学期快结束的时候，詹姆斯将决定是返校开始春季学期，还是整个学年都继续治疗。

我们一致同意，在不超过两个学期，也可能只是一个学期后，詹姆斯结束治疗并复学是重要的。詹姆斯的父母建议他在此期间考驾照，这可能对他有益，之前几年他一直逃避这件事。詹姆斯同意了这个目标和整个治疗计划，不过他也真诚地承认，他对这样做感到害怕，而且仍然心情复杂。

## 调整治疗的优先顺序

詹姆斯和他的父母一起去了当地的一所大学，以非寄宿生的身份进行全日制课程的学习，其中几门课程可以帮助他达到原注册大学的专业课要求。几天后，一切准备就绪，詹姆斯含泪拜别了父母，他们离开了。他几天后开始上课。

当詹姆斯准备开始上课的时候，我问他，在接下来的学期里，他希望我们能共同达到的目标是什么。有趣的是，他的第一个目标大多与社交和情绪问题有关，例如"更容易交到朋友""更容易感知和表达情绪""避免太过格格不入""减少对自己或自身状况的消极想法"，以及"不要那么消极，一切顺其自然"。另外，他还提出了学业相关的目标："提高组织和书写论文的能力"和"更高效地制订工作计划并尽早启动任务，而不是拖延到最后一分钟"。当我问詹姆斯第一步应该怎么做时，他回答说："减少我在笔记本电脑上浪费的时间。"

詹姆斯列出了他的优先事项，强调了他希望更成功地与同龄人交往的强烈愿望，这与他想要更好地掌控自己学业的愿望密切相关。但他也指出，为了实现社交和学业方面的目标，他需要克服在电脑游戏上花费时间过多这个最主要的障碍。很明显，过度游戏是他对社交焦虑及准备学术论文受挫时所采取的一种根深蒂固的逃避方式。尽管减少游戏时间可以增加他社交和准备论文的时间，但也可能会加剧过度完美主义带来的焦虑和挫折感。

## 循序渐进

整个第一学期，我们的治疗持续进行。随后的第二学期，詹姆斯选择继续进行治疗。在此期间，我们每周见几次面，探讨詹姆斯在社交关系中的不安全感、能力不足感（尽管他有很多长处），以及他为改善与父母之间的复杂关系所做的努力。他的父母在某些方面往往对他保护过度，同时最小化或忽视他许多长期存在的社交困难和内心冲突。

整个学年，詹姆斯一直不懈努力，按时完成任务，并控制自己沉迷于网络游戏的冲动。他在这些方面都取得了显著进步，并在课程中获得了高分。

在第二学期的治疗期间，经过长期回避和激烈的自我挣扎后，詹姆斯能够上驾驶课并获得了驾照。在测验和考驾照前，他请求我陪同他一起练习。我能看到他对开车所承担的责任感到害怕，同时又对克服这种恐惧感到自豪。这种自豪不仅仅来自于拿到了驾照，而且在于他自己驾车多次往返学校，最终完成社区里的各种差事。这对詹姆斯来说是一项重大成就，让他觉得自己更像一个成年人。

在这几个月里，詹姆斯也对影响他与别人，尤其是同龄人交往的因素，有了更清晰的认识，包括过分正式的言语、过于挑剔别人努力和观点的倾向、他的冷嘲热讽，以及他常常逃避社交性的闲聊。这种自我觉察的增强来自于他在治疗中报告的、让他感到困惑或不舒服的、与其他学生进行的各种互动，我们经常会以詹姆斯可以回应的方式进行角色扮演。当我们对这一年的治疗进行总结时，我们都认为，詹姆斯在提升同理心和社交技能方面还有许多努力要做，但他希望在学校的集体生活中，通过住在学校宿舍里和同龄人更多的相互交流，在这些方面取得更大的进步。

在完成了 1 年的治疗后，詹姆斯按计划回到了原来的学校。虽然还有些忧虑，但他似乎做好了更直接地克服困难的准备，而不是继续采用之前的应对模式，即他所说的"就这样吧，反正我无法使它变得更好"。

## 是什么帮助了詹姆斯?

- 改变环境，与父母分开，通过强化心理治疗来解决焦虑、电子游戏成瘾、情感不成熟等问题，并且给予必要的社交指导
- 一对一指导以提高组织和写作能力，同时满负荷地上全日制课程
- 服用和调整兴奋剂药物，以缓解 ADHD 损害
- 认识到过度完美主义在阻碍书面表达方面的影响
- 应对网络成瘾及其对社交和学业回避的影响
- 提供支持，以挑战和掌控其长期存在的成为合格司机的恐惧

（李海梅　译，刘璐　杨斌让　校）

# 13

## 摆脱困境

对于遭受 ADHD 困扰的人来说，理解这种疾病在情绪方面的问题，对帮助他们是至关重要的。如前所述，多种情绪在青少年和成年人的困境中起着关键的作用。陷入学业、家庭生活、社交关系和工作的困境中，不仅与 ADHD 相关的情绪功能受损密切相关，也与他们应对 ADHD 和周围人的情绪反应时产生的受挫、害羞、沮丧、内疚和忧虑等感受密切相关。

### 当下有用但之后有害的策略

在某些情况下，这些案例中的人物遭受的痛苦并不是因为缺乏对重要情绪的觉察，而是无法忍受那些情绪并有效地处理它们。他们陷入了一种行为模式，旨在逃避那些看起来会压垮他们的痛苦情绪。面对压力——学业论文或商业项目迫在眉睫的截止期限，需要面对对他们的表现失望的父母、老师或上司，反复戏弄或欺负他们的同龄人，在新的学校或生活环境中结识一群不熟悉的同学，患有严重抑郁症或躯体疾病的父母，恋爱关系或婚姻破裂，失业或被解雇，或者父母逝去——他们陷在一种自我挫败的逃避和否认模式中。

在这些故事中，我的患者采取的都是类似的策略，试图借此避免尴尬和逃避恐惧，哪怕只是暂时的。卡伦宁愿坐在外面的台阶上，也不愿走进教室继续学位必修课程的学习。即使父母早晚会发现她根本没去上课，她也会一再对父母撒谎，以推迟被他们发现。马特宁愿自己待在房间里，也不愿出去结识其他新入学的同学。马丁过度使用大麻来麻醉自己，莉萨则通过割伤身体的痛苦来分散自己情绪上的痛苦。詹姆斯沉迷于网络角色扮演游戏中的暴力幻想。对许多人来说，这些避免尴尬、羞耻和恐惧的策略只能带来暂时的解脱，最终反而会产生更多的负担和不断升级的问题。

## 不断进步

正如我们所讨论的，这些青少年和成年人之前没有被诊断为ADHD，他们无法凭借"意志力"去摆脱它。然而，对于ADHD患者来说，重要的是不要把自己认定为生活中的受害者。需要帮助他们认识到，患有ADHD并不意味着他们注定会不可避免地遭受挫折、无助和失败。许多ADHD患者可以通过治疗很好地有效工作并发挥潜能。还有许多人有令人印象深刻的能力和个性优势，使他们无论是否接受治疗，都能在教育、工作、社交关系和家庭生活的各个方面取得重大成功。

这本书中的许多故事都证明，在人生的一个或几个阶段陷入困境的 ADHD 患者，最终都能够摆脱困境，继续前进。埃里克、马丁、迈克、莉萨、苏、马特和詹姆斯最终在学业上取得了巨大成功，并继续创造他们的未来。虽然卡伦离开了全日制学校，但她在全职工作的同时利用业余时间接受教育，这让她获得了满足感。虽然史蒂夫的婚姻并不成功，但他在工作和朋友关系上都很成功。萨拉在婚姻和育儿方面相当成功，并最终也成功地回到了她所选择领域的全职工作中。洛伊丝在遭受许多悲惨的损失和失败后，最终也建立了一种新的适合她的生活方式。尽管不是每个人的生活都有一个美好的结局，但也有一些人在经历了很多挫折和失败后，仍然能够赢得惊人的胜利。我们每个人都是在不断进步的。

## 困难、资源和优势的多样性

ADHD 有轻度、中度和重度之分。对一些轻至中度的患者来说，药物治疗和适当的疾病教育起效快且效果好。他们很清楚自己应该做什么，并且在药物和简单治疗的帮助下，他们可以做得相当好。而另外一些 ADHD 症状更严重或者共患许多其他疾病的患者，则需要更密集和持续的治疗。此外，他们可能遭受不确定的药物副作用，或者与他们生活状态和治疗相关的情绪可能很复杂。这些因素会妨碍治疗，需要更长的治疗时间和更多努力才能取得好的治疗效果。

本书中所描述的患者，其 ADHD 病情严重程度、相关问题，以及我给予他们治疗的强度和力度都各不相同。大多数患者之前至少接受过一名临床医生的评估和治疗，但对治疗效果并不满意，并希望得到另一种更有效的治疗方法。本书收录的案例中的患者，许多人情况相当复杂，需要几个月甚至几年的时间进行治疗。尽管他们的症状比多数 ADHD 患者复杂，但对他们进行更密集、持续的治疗让我们有更大机会去探索和逐步理解他们努力抗争的复杂性，并且在某些病例中，更密集、持续的治疗帮助他们摆脱困境，继续前进。

# 摆脱困境

当有人因为 ADHD 之类的困难而陷入困境时，要采取以下 3 个重要的步骤。

## 第一步：评估和详细解释

首先，由专业的 ADHD 临床医生进行充分的诊断评估，并通过访谈和评定量表获得相关信息，如完成日常活动和任务时的优势及困难。评估需要考虑到患者的受教育程度、家族史和生活现状。同时，需要评估相关的认知功能、健康史以及过去和目前的压力。评估还需要排除物质使用或者其他精神或躯体疾病，这些问题可能可以更好地解释患者的困难或者使 ADHD 复杂化。

如果评估提示了 ADHD 诊断，则应该对患者和相关家庭成员就"ADHD 是什么以及如何治疗"进行科学教育。解释应包括 ADHD 的具体例子，澄清这种疾病的发生并不是由于意志力缺乏所致，也不太可能在没有适当支持和治疗的情况下被完全治愈。临床医生还应该讨论各种治疗方案，帮助患者和家属了解每一种方案的优点和潜在缺点。讨论中也应该仔细注意患者或家属对任一方案存在的任何具体忧虑或误解。本书中迈克的故事说明，父母的态度和误解可能会带来问题，但是也可以通过适当的患者和父母教育来改变。

## 第二步：治疗和（或）进行调整

经过充分的评估、诊断和教育，临床医生应该在取得患者或未成年患者父母的同意后，给患者提供任何适当的治疗和（或）调整（工作场所、学校，或两者皆有）。如果评估的临床医生有 ADHD 治疗药物的处方权并接受过相关培训，在适当的医学检查后，可以给患者开具处方。

如果评估患者的临床医生没有处方权，应该和患者一起，将患者的评估结果告知其初级保健医生或处方医生，以安排进行初步体格检查，开具适合的处方药，来改善患者的注意力和工作记忆，帮助其更好地处理使 ADHD 病情更复杂的情绪问题。

**关于药物治疗的说明**　不管谁开的处方，重要的是，对任何已经开始或持续通过药物治疗 ADHD 的患者来说，监测药物疗效和可能的副作用是极为重要的。随访通常需要多次复诊来评估患者的反应，以及是否应调整药物剂量或服药时间。通常需要增加或减少药物剂量，或者调整服药时间以达到最佳治疗效果。本书中描述的几个患者，皆是经历多次药物调整之后，才建立了最佳治疗方案。

**调整**　除了药物治疗，一些患者也需要一些调整或额外的服务以缓解或代偿 ADHD 相关的执行功能损害。有些（并非全部）患有 ADHD 的学生需要延长测验或考试时间[1]。卡伦和苏就需要这样的调整，而且确实从中受益。安排这样的调整，通常需要一系列全面的标准化测试来确定是否适合，特别是对于 SAT、ACT、GRE、

MCAT、LSAT、GMAT、入学考试或者某些职业执照或认证考试来说。

还有一些 ADHD 患者需要专门的学术技能辅导或个体化指导，以改善他们应对学校、职业或社交关系中特定任务或压力的方式。有些人需要改变自身的生活状态，找一个有别于他们原有计划的不同工作，或接受另一种教育或职业道路。还有一些人需要针对 ADHD 共患病进行专业心理或精神治疗。

## 第三步：寻求支持性咨询或心理治疗

第三个关键步骤是，为陷入严重困境的 ADHD 患者提供支持性咨询或心理治疗，以识别当下阻碍他们有效应对生活状况的特定情绪问题和认知困难。对一些人来说，可以由医生通过时不时的几次会面来进行，这些医生了解 ADHD 的复杂性，有能力帮助患者增强对自己或自身特定困难的了解，同时可以提供解决这些困难的更有效策略。

对于那些陷入严重困境的 ADHD 患者来说，可能需要对患者甚或家庭（如前文所述）进行强化治疗，以帮助他们找到更有效应对 ADHD 及相关情绪问题的方法。强化治疗的第一步通常是治疗师尝试和患者一起，找出可能会使患者解决问题的努力复杂化的情绪冲突。通常那些陷入严重困境的患者存在妨碍他们摆脱困境的未被识别的情绪冲突。例如，洛伊丝反复中断治疗；在母亲患重度抑郁症后，迈克只是隐约意识到他害怕离开家；以及马特左右为难，一方面明显希望返回学校，另一方面又隐约希望某些课程不及格，这样他就可以推迟返校，避免再次失败的恐惧。

ADHD 患者在面对学业、职业方面的新挑战，以及其他青春期、成年期成长过程中的发展任务时，ADHD 损害常常会变得更加明显，因此他们可能需要终生的间断性治疗。对一些人来说，初期的评估和治疗可能就足够了；但是对许多人来说，在新的挑战出现时，时常需要额外的支持和干预才能应对。

同样重要的是，要让 ADHD 患者及其家人认识到，治疗过程通常并不是一帆风顺的。像本书案例里呈现的那样，反复的失望和失败常常会使患者和所有试图提供帮助与支持的人感到沮丧和担忧。每一次失败都会使那些被卷入其中的人更容易受挫，并试图放弃改善自己处境的努力。对有些人来说，这样的负担难以承受。然而，对许多人来说，坚持持续有效的治疗能够让他们以前所未有的方式发展自己的优势和才能。

# 培养现实的希望

不管治疗的方式、强度或持续时间如何，干预的一个重要目的是帮助 ADHD 患者及其家人发展一种特别重要的情感：现实的希望。希望是使患者持续努力以摆脱困境的关键，这样他们才能够培养自身优势，更有效地应对压力。现实的希望并非盲目乐观；现实的希望不会无视个人的局限性和限制；现实的希望不会传递"只要足够努力，你可以做任何你想做的事情"这一信息，而忽略现实的障碍。现实的希望在帮助患者找到方法以应对生活现状、努力使自身变得更好的同时，能够让患者认识到潜在的限制和障碍并持续觉察。摆脱困境需要经过深思熟虑的评估和有效治疗的过程，通常需要药物治疗。在很多情况下，摆脱困境还需要持续的支持性咨询或心理治疗以解决复杂且常常隐藏的情绪问题。在恰当的支持下，许多陷入困境的 ADHD 患者都可以发展出现实的、可持续的希望，学会生存——甚至茁壮成长。

（李海梅　译，刘璐　杨斌让　校）

# 问题讨论

以下问题可能有助于进一步思考"被困住的聪慧"这个话题，也可以用来激发父母、家庭、学生和医生对此进行讨论。

## 第 1 章  ADHD 与情绪脑

1. 布朗说："情绪可以引导我们注意、忽略、专注于某些方面，同时小心避免某些方面。而矛盾情绪则会打乱我们将要完成的任务，或者致使我们反复做一些不愿做的事情。"在你自己或你所认识的 ADHD 患者的生活中，有这样的例子吗？

2. ADHD 患者体验和处理情绪的方式与未患 ADHD 者有何不同？为何不同？这种不同是怎样影响他们的日常表现的？

3. 正如神经科学家安东尼奥·达马西奥所言，"情绪信号完全可以在意识的监测下运作"，这是什么意思？

4. 情绪和记忆是如何关联的？这种关联在 ADHD 患者及其他人群中是怎样发挥作用的？

5.情绪在 ADHD 患者的长期困难中发挥关键作用的两种方式是什么？工作记忆损伤在其中是怎样起作用的？

6.ADHD 患者经常觉得生活就像一场通过望远镜观看的篮球比赛，这是什么意思？

7.ADHD 相关的情绪是如何在患者的家庭或其他关系中产生压力的？减少压力的方法有哪些？

## 第 2 章 埃里克

1.导致埃里克在积极完成大学课程方面存在如此多困难的情绪因素是什么？家庭及学校环境的变化是如何产生影响的？

2.埃里克社交焦虑的表现有哪些？他是如何试图逃避的？

3.针对埃里克过度使用大麻的问题，采取"减少伤害"而非"完全禁止"的方法是否更好？为什么？

4.埃里克的经历是如何阐释"延迟厌恶"这个概念的？处理同龄人这类问题的策略有哪些？

## 第 3 章 卡伦

1.在各种逃避策略的形成过程中，卡伦在家庭中的角色以及家庭对羞耻的态度是如何产生影响的？为什么她的回避持续了这么长时间？本可以做些什么减少她的回避呢？

2.ADHD 造成的损伤如何影响她完成繁重的大学阅读任务和在考试中取得好成绩？针对这些问题有哪些干预措施，如何实施？

3.烟雾探测器的例子是怎么阐明 ADHD 患者的大脑功能和情绪的？这个例子还可以应用于 ADHD 患者的哪些其他情绪？

4. 学校里发生的事情对卡伦有好处吗？对于那些苦苦挣扎的患有 ADHD 的学生来说，如果从全日制大学辍学，转而在全职或兼职工作的同时在非全日制学校接受教育，分别有什么风险和获益？

## 第 4 章　马丁

1. 高智商的 ADHD 患者，如果没有得到正确的诊断和恰当的治疗，容易产生哪些情绪问题？为什么特别聪明的 ADHD 患者往往在教育生涯相对较晚的阶段才能明确诊断？

2. 马丁头一天从俱乐部的朋友们身边逃走，第二天去体育馆报名参加舞蹈课的行为，体现了哪些复杂的情绪？他与治疗师和雇用他的教授的相处模式有何异同？

3. 大麻的使用是如何对马丁产生损害的？在治疗前和治疗期间的不同阶段，又是如何对他产生帮助的？大麻是如何帮助和（或）妨碍他的学业、与同伴的关系，以及与治疗师的关系的？

4. 当马丁意识到，他需要延期 1 年才能取得学位时，是什么帮助他克服了绝望感？马丁和他的父亲差不多在同样的年纪开始变得成效卓著，这与研究发现的 ADHD 患者存在大脑发育延迟在哪些方面相符？在延期取得学士学位后，紧接着他顺利取得硕士学位的可能原因还有哪些？

## 第 5 章　萨拉

1. 尽管萨拉在儿童或青少年期似乎未患 ADHD，但在 40 多岁时出现了哪些 ADHD 特征性的执行功能受损的症状？哪些特定症状看起来更像 ADHD 而不是抑郁症？

2. 围绝经期／绝经期的雌激素降低是如何导致某些既往没有ADHD 病史的女性出现类似 ADHD 的认知障碍的？这与"化疗脑"有何相似之处？

3. 为什么神经心理学的"执行功能测试"不能有效评估 ADHD相关的执行功能损害？有哪些有效评估青少年和成人 ADHD 相关执行功能损害的方法？

4. 关于儿童或青少年期未患 ADHD 而成年期迟发 ADHD 相关认知损害的中年妇女，初步研究发现了哪些有效的治疗方法？

## 第 6 章　迈克

1. 迈克在大学里遇到的问题怎样体现了 ADHD 损害的情境特异性？不同任务间症状表现的多样性对迈克及其父母的影响有何异同？

2. 许多学生报告说他们曾尝试服用朋友给的 ADHD 治疗药物。他们为什么这样做？这种尝试的潜在风险和好处有哪些？为什么说这并不是一个恰当的鉴别是否患有 ADHD 的方法？

3. 迈克对自己"可能自我"的意象有哪些？这些意象都是怎么来的？每种意象相关的情绪有哪些？你认为它们是如何影响他的表现的？

4. 药物和心理治疗如何帮助迈克处理他对约会的社交焦虑、对父母的担忧，以及对换大学专业的矛盾感受？最初的评估为何没有发现这些问题？

## 第 7 章　莉萨

1. 药物"反弹"是如何影响莉萨及其家人的？这个问题是怎样

缓解的？

2. 为什么说莉萨的父母"两极分化"，并且其家庭互动模式是"三角化"的？其中涉及哪些情绪？这些困难如何能得以解决？

3. 莉萨与同龄人相处的问题中，哪些是 ADHD 的典型表现，哪些与孤独症谱系障碍的青少年更为相似？青春期发育延迟是怎样加重她的情绪和社交困难的？

4. 尽管存在失望、羞愧和愤怒，这些在自伤中也表现出来，但有哪些因素增加了莉萨对未来的希望？她的父母是如何帮助她的？她的老师和教练是如何帮助她的？心理治疗有哪些作用？药物治疗对她有什么帮助？她有哪些长处？

## 第 8 章　史蒂夫

1. 史蒂夫无法"换挡"，难以准确判断他人的情绪以致工作质量很高却被解雇，这样的例子有哪些？

2. 除了 ADHD 治疗药物，为什么史蒂夫还需要服用 SSRI 类药物？这类药物有用吗？发生了什么，使他必须换用另一种治疗 OCD 的药物？

3. 导致妻子和史蒂夫离婚的问题中，哪些可能是 ADHD 所致，哪些是孤独症谱系障碍所致？

4. 史蒂夫说的"我擅长计算机编程，却不擅长给自己规划"，如何描述和阐释了他的情绪障碍？如何解释他面对就诊医生、妻子和上司时的挫折和烦恼？

5. 在婚姻破裂后，史蒂夫决定避免任何亲密关系，我们尽量不去质疑他的这一决定，你认可我们这种做法的合理性吗？与"生活方式是多种多样的"这个说法有何关联?

## 第 9 章　苏

1. 对苏和她母亲来说，为什么苏进入中学学习是如此困难？有哪些特殊因素使苏比同龄人更难以适应？你认为苏和她的父母第一次得知苏患有 ADHD 时，有哪些情绪反应？

2. 苏向父亲抱怨他最近变得更喜怒无常，她父亲为此道歉，但也提出，苏对老师和母亲的无礼也让他感到忧虑和挫败。同时，他告诉苏，她对家庭作业的兴趣减退也让他感到担心。除此之外，苏的父亲还做了哪些可能对苏有帮助的事？你认为，父亲的评价及父母放弃事无巨细地管理她的家庭作业是如何影响了苏对家庭作业的态度？这种方法是否对所有患 ADHD 的学生都有效？

3. 当苏首次尝试药物不仅无效而且有副作用时，可能激起了她及父母的何种情绪？如何帮助患者及其家属避免对此类问题反应过度？

4. 得知 IQ 的测试结果对苏及其父母有什么影响？干预措施解决了家庭中的哪些情绪问题？这种干预是否对所有患 ADHD 的学生都同样有益？为什么？

## 第 10 章　马特

1. 马特首先解释了他在大学开始时面对学业困难所做的努力。除了 ADHD，还有哪些情绪问题最终导致他退学？他是如何在新的环境中试图保护自己免受痛苦的？为什么等了这么久，他才让父母知道他已经陷入困境、变得郁郁寡欢了？

2. 为什么说将马特在大学期间问题的真相立即告知一些朋友对他来

243

说很重要？这样做对帮助他检验自己的恐惧假设是否准确有何影响？

3. 马特的回避策略根深蒂固，一直持续到暑期课程期间。为什么具有支持性但同时存在对抗性的心理治疗对解决他的回避策略是必需的？单纯药物治疗或减少对抗性的心理咨询是否有可能帮助他改变应对社交恐惧的固有模式？

4. 心理治疗时，马特为什么一直抗拒将课程作业带来一起讨论？是什么帮助他认识到，他对当前威胁的恐惧逃避会在不远的将来让他陷入更尴尬的境地？

## 第 11 章　洛伊丝

1. 在寻求治疗前和治疗后，洛伊丝遭受了一些严重的应激和重大丧失，她对此的反应是极度强烈和持久的。她对自身反应控制的过度困难，如何说明许多 ADHD 患者所存在的"自上而下"的控制缺陷、工作记忆受损以及情绪控制不当？

2. 为何说洛伊丝的囤积行为反映出其存在抑制、组织和优先排序等执行功能受损，而这些方面受损在无囤积表现的许多 ADHD 患者中也存在？情绪是如何加重她的这些功能损害的？

3. 有哪些新的压力和逆境加剧了洛伊丝的焦虑、抑郁和悲伤？"注意偏向"在其中产生了什么影响？

4. 哪些情绪因素影响了洛伊丝的行为方式，从而阻碍了她的治疗？在另一个遥远的州与姑妈一起居住对洛伊丝有什么好处？

## 第 12 章　詹姆斯

1. 为何詹姆斯父母的态度让他难以自我承认或向父母承认其情

绪和社交问题危害的严重性？他和父母相处时需要掩藏什么情绪？

2. 詹姆斯已经准备好了每一份逾期未交的论文所需要的素材，也能流利地谈论事实和事件来回答治疗师的提问。但他以书面形式组织和确定这些信息的优先次序时存在极大的困难。这些困难与哪些 ADHD 相关的执行功能有关？过度的完美主义是如何使这些问题复杂化的？

3. 詹姆斯对多人角色扮演游戏的情感诉求是什么？玩游戏对他有什么作用？

4. 詹姆斯迟迟不考驾照，而他最终成功克服了自己的逃避行为取得驾照，并且能够独自开车，你从中看到了什么？涉及哪些情绪？

# 第 13 章　摆脱困境

1. "意志力假说"是如何强化许多 ADHD 患者的绝望感、能力不足感和（或）受害者心态的？家人或朋友可能通过哪些间接的方式，无意中产生这种假设继而给患者带来了伤害？

2. 在 ADHD 治疗早期，教育家庭成员认识 ADHD 有何益处？

3. 阻碍 ADHD 患者寻找、发现并维持恰当评估和治疗的障碍有哪些？

4. 现实的与不现实的希望有何不同？

（付广慧　译，刘璐　杨斌让　校）

# 注释和补充阅读材料

## 引言

1 LeDoux, J. E. (1996). *The emotional brain: The mysterious underpinnings of emotional life*. New York, NY: Simon & Schuster.

2 Dodge, K. A. (1991). Emotion and social information processing. In J. Garber & K. A. Dodge (Eds.), *Development of emotion regulation and dysregulation* (pp. 159–181). New York, NY: Cambridge University Press.

## 第 1 章　ADHD 与情绪脑

1 Shechner, T., Britton, J. C., Perez-Edgar, K., Bar-Haim, Y., Ernst, M., Fox, N. A., ... Pine, D. S. (2012). Attention biases, anxiety, and development: Toward or away from threats or rewards? *Depression and Anxiety, 29*, 282–294; Seymour, K. E., Chronis-Tuscano, A., Halldorsdottir, T., Stupica, B., Owens, K., & Sacks, T. (2012). Emotion regulation mediates the relationship between ADHD and depressive symptoms in youth. *Journal of Abnormal Child Psychology, 40*, 595–606; Schmeichel, B. J., Volokhov, R. N., & Demaree, H. A. (2008). Working memory capacity and the self-regulation of emotional expression and experience. *Journal of Personality and Social Psychology, 95*, 1526–1540.

2 Sobanski, E., Banaschewski, T., Asherson, P., Buitelaar, J., Chen, W., Franke, B., ... Faraone, S. V. (2010). Emotional lability in children and adolescents with attention deficit/hyperactivity disorder (ADHD): Clinical correlates and familial prevalence. *Journal of Child Psychology and Psychiatry, 51*, 915–923.

3 Barkley, R. A., & Fischer, M. (2010). The unique contribution of emotional impulsiveness to impairment in major life activities in hyperactive children as adults.

*Journal of the American Academy of Child and Adolescent Psychiatry, 49,* 503–513; Surman, C.B.H., Biederman, J., Spencer, T., Yorks, D., Miller, C. A., Petty, C. R, Faraone, S. V. (2011). Deficient emotional self-regulation and adult attention deficit hyperactivity disorder: A family risk analysis. *American Journal of Psychiatry, 168,* 617–623.

4  Barkley, R. A. (2010). Deficient emotional self-regulation: A core component of attention-deficit/hyperactivity disorder. *Journal of ADHD and Related Disorders, 1*(2), 5–37.

5  Brown, T. E. (2005). *Attention deficit disorder: The unfocused mind in children and adults.* New Haven, CT: Yale University Press; Castellanos, F. X., Sonuga-Barke, E. J., Scheres, A., Martino, A. D., Hyde, C., & Walters, J. R. (2005). Varieties of attention-deficit/hyperactivity disorder-related intra-individual variability. *Biological Psychiatry, 57,* 1416–1423; Perry, G. M., Sagvolden, T., & Faraone, S. V. (2010). Intra-individual variability in genetic and environmental models of attention-deficit/hyperactivity disorder. *American Journal of Medical Genetics. Part B, Neuropsychiatric Genetics, 153B,* 1094–1101; Sonuga-Barke, E. J., Wiersema, J. R., van der Meere, J. J., & Roeyers, H. (2010). Context-dependent dynamic processes in attention deficit/hyperactivity disorder: Differentiating common and unique effects of state regulation deficits and delay aversion. *Neuropsychology Review, 20*(1), 86–102; Uebel, H., Albrecht, B., Asherson, P., Börger, N. A., Butler, L., Chen, W., … Banaschewski, T. (2010). Performance variability, impulsivity errors and the impact of incentives as gender-independent endophenotypes for ADHD. *Journal of Child Psychology and Psychiatry, 51,* 210–218.

6  Gross, J. J., & Thompson, R. A. (2007). Emotion regulation: Conceptual foundations. In J. J. Gross (Ed.), *Handbook of emotion regulation* (pp. 3–24). New York, NY: Guilford Press.

7  Volkow, N. D., Wang, G., Newcorn, J. H., Kollins, S. H., Wigal, T. L., Telang, F., … Swanson, J. M. (2010). Motivation deficit in ADHD is associated with dysfunction of the dopamine reward pathway. *Molecular Psychiatry, 302,* 1084–1091; Volkow, N. D., Wang, G., Kollins, S. H., Wigal, T. L., Newcorn, J. H., Telang, F., … Swanson, J. M. (2009). Evaluating dopamine reward pathway in ADHD: Clinical implications. *Journal of the American Medical Association, 302,* 1084–1091.

8  Brown, *Attention deficit disorder;* Brown, T. E. (2013). *A new understanding of ADHD in children and adults: Executive function impairments.* New York, NY: Routledge.

9  LeDoux, J. E. (1996). *The emotional brain: The mysterious underpinnings of emotional life.* New York, NY: Simon & Schuster; LeDoux, J. E., & Schiller, D. (2009). The human amygdala: Insights from other animals. In P. J. Whalen & E. Phelps (Eds.), *The human amygdala* (pp. 43–60). New York, NY: Guilford Press; Vuilleumier, P. (2009). The role of the human amygdala in perception and attention. In

P. J. Whalen & E. Phelps (Eds.), *The human amygdala* (pp. 220–249). New York, NY: Guilford Press; Buchanan, T. W., Tranel, D., & Adolphs, R. (2009). The human amygdala in social function. In P. J. Whalen & E. Phelps (Eds.), *The human amygdala* (pp. 289–318). New York, NY: Guilford Press.

10  Castellanos, F. X., Sonuga-Barke, E. J., Milham, M. P., & Tannock, R. (2006). Characterizing cognition in ADHD: Beyond executive dysfunction. *Trends in Cognitive Sciences, 10,* 117–123; Kerr, A., & Zelazo, P. D. (2004). Development of "hot" executive function: The children's gambling task. *Brain and Cognition, 55,* 148–157.

11  Dodge, K. A. (1991). Emotion and social information processing. In J. Garber & K. A. Dodge (Eds.), *Development of emotion regulation and dysregulation* (pp. 159–181). New York, NY: Cambridge University Press.

12  Kagan, J. (2010). *The temperamental thread: How genes, culture, time and luck make us who we are.* New York, NY: Dana Press, p. 60; see also Kagan, J. (2007). *What is emotion? History, measures, and meanings.* New Haven, CT: Yale University Press.

13  Ochsner, K. N., & Gross, J. J. (2007). Neural architecture of emotion regulation. In J. J. Gross (Ed)., *Handbook of emotional regulation* (pp. 87–109). New York, NY: Guilford Press.

14  Damasio, A. R. (2003). *Looking for Spinoza: Joy, sorrow, and the feeling brain.* Orlando, FL: Harcourt.

15  Dodge, Emotion and social information processing.

16  Damasio, *Looking for Spinoza,* p. 148.

17  LeDoux, *Emotional brain,* p. 65.

18  Bargh, J. A., Chen, M., & Burrows, L. (1996). Automaticity of social behavior: Direct effects of trait construct and stereotype activation on action. *Journal of Personality and Social Psychology, 71,* 230–244.

19  Bargh, J. A. (2005). Bypassing the will: Toward demystifying the nonconscious control of social behavior. In R. Hassin, J. Uleman, & J. A. Bargh (Eds.), *The new unconscious* (pp. 19–36). New York, NY: Oxford University Press; Wegner, D. M. (2005). Who is the controller of controlled processes? In R. Hassin, J. Uleman, & J. A. Bargh (Eds.), *The new unconscious* (pp. 19–36). New York, NY: Oxford University Press; Bargh, J. A. (2007). Introduction. In J. A. Bargh (Ed.), *Social psychology and the unconscious: The automaticity of higher mental processes* (pp. 1–9). New York, NY: Psychology Press; Bargh, J. A., & Barndollar, K. (1996). Automaticity in action: The unconscious as repository of chronic goals and motives. In P. M. Gollwitzer & J. A. Bargh (Eds.), *Psychology of action: Linking cognition and motivation to behavior* (pp. 457–481). New York, NY: Guilford Press; Bargh, J. A., & Williams, L. E. (2007). Nonconscious regulation of emotion. In J. J. Gross (Ed.), *Handbook of emotion regulation* (pp. 429–445). New York, NY: Guilford Press; Moors, A., & De Houwer, J. (2007). What is automaticity? An analysis of its component features and their interrelations. In J. A. Bargh (Ed.), *Social psychology and the unconscious: The auto-*

*maticity of higher mental processes* (pp. 11–50). New York, NY: Psychology Press.

20 Schafer, R. (1976). *A new language for psychoanalysis.* New Haven, CT: Yale University Press.

21 Cortese, S., Kelly, C., Chabernaud, C., Proal, E., Di Martino, A., Milham, M. P., & Castellanos, F. X. (2012). Toward systems neuroscience of ADHD: A meta-analysis of 55 fMRI studies. *American Journal of Psychiatry, 169,* 1038–1055; Castellanos, F. X., & Proal, E. (2012). Large-scale brain systems in ADHD: Beyond the prefrontal-striatal model. *Trends in Cognitive Sciences, 16,* 17–26.

22 Marner, L., Nyengaard, J. R., Tang, Y., & Pakkenberg, B. (2003). Marked loss of myelinated nerve fibers in the human brain with age. *Journal of Comparative Neurology, 462,* 144–152.

23 Nagel, B. J., Bathula, D., Herting, M., Schmitt, C., Kroenke, C. D., Fair, D., & Nigg, J. T. (2011). Altered white matter microstructure in children with attention-deficit/hyperactivity disorder. *Journal of the American Academy of Child and Adolescent Psychiatry, 50,* 283–292; Cortese, S., Imperati, D., Zhou, J., Proal, E., Klein, R. G., Mannuzza, S., … Castellanos, F. X. (2013). White matter alterations at 33-year follow-up in adults with childhood attention-deficit/hyperactivity disorder. *Biological Psychiatry, 74,* 591–598.

24 Rubia, K., Halari, R., Cubillo, A., Mohammad, A. M., Brammer, M., & Taylor, E. (2009). Methylphenidate normalises activation and functional connectivity deficits in attention and motivation networks in medication-naïve children with ADHD during a rewarded continuous performance task. *Neuropharmacology, 57,* 640–652.

25 Zuo, X. N., Di Martino, A., Kelly, C., Shehzad, Z. E., Gee, D. G., Klein, D. F., … Milham, M. P. (2010). The oscillating brain: Complex and reliable. *NeuroImage, 49,* 1432–1445.

26 Fassbender, C., Zhang, H., Buzy, W. M., Cortes, C. R., Mizuiri, D., Beckett, L., & Schweitzer, J. B. (2009). A lack of default network suppression is linked to increased distractibility in ADHD. *Brain Research, 1273,* 114–128.

27 Peterson, B. S., Potenza, M. N., Wang, Z., Zhu, H., Martin, A., Marsh, R., … Yu, S. (2009). An fMRI study of the effects of stimulants on default-mode processing during stroop task performance in youths with ADHD. *American Journal of Psychiatry, 166,* 1286–1294.

28 Shaw, P., Eckstrand, K., Sharp, W., Blumenthal, J., Lerch, J. P., Greenstein, D., … Rapoport, J. L. (2007). Attention-deficit/hyperactivity disorder is characterized by a delay in cortical maturation. *Proceedings of the National Academy of Sciences, 104,* 19649–19654.

29 Swanson, J., Baler, R. D., & Volkow, N. D. (2010). Understanding the effects of stimulant medications on cognition in individuals with attention-deficit hyperactivity disorder: A decade of progress. *Neuropsychopharmacology, 36,* 207–226.

30 Prince, J. B., & Wilens, T. E. (2009). Pharmacotherapy of ADHD and comorbidities.

In Brown (Ed.), *ADHD comorbidities* (pp. 339–384).

31  Bedard, A. C., Jain, U., Johnson, S. H., & Tannock, R. (2007). Effects of methylphenidate on working memory components: Influence of measurement. *Journal of Child Psychology and Psychiatry, 48*, 872–880; Chelonis, J. J., Johnson, T. A., Ferguson, S. A., Berry, K. J., Kubacak, B., Edwards, M. C., & Paule, M. G. (2011). Effect of methylphenidate on motivation in children with attention-deficit/hyperactivity disorder. *Experimental and Clinical Psychopharmacology, 19*, 145–153; Metha, M. A., Goodyer, I. M., & Sahakian, B. J. (2004). Methylphenidate improves working memory and set-shifting in AD/HD: Relationships to baseline memory capacity. *Journal of Child Psychology and Psychiatry, 45*, 293–305; Shields, K., Hawk, L. W., Reynolds, B., Mazullo, R., Rhodes, J., Pelham, J. D., … Gangloff, B. P. (2009). Effects of methylphenidate on discounting of delayed rewards in attention deficit/hyperactivity disorder. *Experimental and Clinical Psychopharmacology, 17*, 291–301.

32  Brown, T. E., Holdnack, J., Saylor, K., Adler, L., Spencer, T., Williams, D. W., … Kelsey, D. (2011). Effect of atomoxetine on executive function impairments in adults with ADHD. *Journal of Attention Disorders, 15*, 130–138; Spencer, T. J., Adler, L. A., Weisler, R. H., & Youcha, S. H. (2008). Triple-bead mixed amphetamine salts (SPD465), a novel, enhanced extended release amphetamine formulation for the treatment of adults with ADHD: A randomized, double-blind, multicenter, placebo-controlled study. *Journal of Clinical Psychiatry, 69*, 1437–1448.

33  Manos, M. J., Brams, M., Childress, A. C., Findling, R. L., López, F. A., & Jensen, P. S. (2010). Changes in emotions related to medications used to treat ADHD. *Journal of Attention Disorders, 15*, 101–112. doi:10.1177/1870054710381230

34  Groom, M. J., Scerif, G., Liddle, P. F., Batty, M. J., Liddle, E. B., Roberts, K. L., … Hollis, C. (2010). Effects of motivation and medication on electrophysiological markers of response inhibition in children with attention-deficit/hyperactivity disorder. *Biological Psychiatry, 67*, 624–631.

35  Solanto, M. V., Wender, E. H., & Bartell, S. S. (1997). Effects of methylphenidate and behavioral contingencies on sustained attention in attention-deficit hyperactivity disorder: A test of the reward dysfunction hypothesis. *Journal of Child and Adolescent Psychopharmacology, 7*, 123–136.

36  Kohls, G., Herpertz-Dahlmann, B., & Konrad, K. (2009). Hyperresponsiveness to social rewards in children and adolescents with attention-deficit/ hyperactivity disorder (ADHD). *Behavioral and Brain Functions, 5*. doi: 10.1186/1744-9081-5-20

37  Brown, T. E. (2009). *ADHD comorbidities: Handbook for ADHD complications in children and adults*. Washington, DC: American Psychiatric Publishing; Brown, *Attention deficit disorder*; Brown, *A new understanding of ADHD*.

38  Safer, J. (2002). *The normal one: Life with a difficult or damaged sibling*. New York, NY: Free Press.

39  Wilford, J. N. (2008). How epidemics shaped the modern metropolis. *New York*

*Times*, April 15, 2008. http://www.nytimes.com/2008/04/15/science/15chol.html?
pagewanted=all&_r=0.

## 第 2 章  埃里克

1  Kessler, R. C., Adler, L., Barkley, R., Biederman, J., Conners, C. K., Demler, O., ... Zaslavsky, A. M. (2006). The prevalence and correlates of adult ADHD in the United States: Results from the National Comorbidity Survey Replication. *American Journal of Psychiatry, 163*, 716–723; Kessler, R. C., Adler, L. A., Barkley, R., Biederman, J., Conners, C. K., Faraone, S. V., ... Zaslavsky, A. M. (2005). Patterns and predictors of attention-deficit/hyperactivity disorder persistence into adulthood: Results from the National Comorbidity Survey Replication. *Biological Psychiatry, 57*, 1442–1452.

2  Brown, T. E., & McMullen, W. J., Jr. (2001, June). Attention deficit disorders and sleep/arousal disturbance. *Annals of New York Academy of Sciences, 931*, 271–286.

3  Marlatt, G. A., & Witkiewitz, K. (2010). Update on harm-reduction policy and intervention research. *Annual Review of Clinical Psychology, 6*, 591–606.

4  Barkley, R., & Cox, D. (2007). A review of driving risks and impairments associated with attention-deficit/hyperactivity disorder and the effects of stimulant medication on driving performance. *Journal of Safety Research, 38*, 113–128; Reimer, B., Mehler, B., D'Ambrosio, L. A., & Fried, R. (2010). The impact of distractions on young adult drivers with attention deficit hyperactivity disorder (ADHD). *Accident Analysis and Prevention, 42*, 842–851; Thompson, A. L., Molina, B. S., Pelham, W., & Gnagy, E. M. (2007). Risky driving in adolescents and young adults with childhood ADHD. *Journal of Pediatric Psychology, 32*, 745–759; Fried, R., Monuteaux, M. C., Hughes, S., Jakubowski, A., & Biederman, J. (2009). Driving deficits in young adults with attention-deficit/hyperactivity disorder. *Journal of ADHD and Related Disorders, 1*(1), 49–57.

5  Torrente, F., Lischinsky, A., Torralva, T., Lopez, P., Roca, M., & Manes, F. (2010, March 5). Not always hyperactive? Elevated apathy scores in adolescents and adults with ADHD. *Journal of Attention Disorders*. doi:10.1177/1087054709359887

6  Campbell, S. B., & Stauffenberg, C. v. (2009). Delay and inhibition as early predictors of ADHD symptoms in third grade. *Journal of Abnormal Child Psychology, 37*, 1–15.

7  Luman, M., Oosterlaan, J., & Sergeant, J. A. (2005). The impact of reinforcement contingencies on AD/HD: A review and theoretical appraisal. *Clinical Psychology Review, 25*, 183–213; Luman, M., Tripp, G., & Scheres, A. (2010). Identifying the neurobiology of altered reinforcement sensitivity in ADHD: A review and research agenda. *Neuroscience and Biobehavioral Reviews, 34*, 744–754; Marco, R., Miranda, A., Schlotz, W., Melia, A., Mulligan, A., Müller, U., ... Sonuga-Barke, E. J. (2009). Delay and reward choice in ADHD: An experimental test of the role of delay aversion. *Neuropsychology, 23*, 367–380; Sonuga-Barke, E. J. (2002). Psychological

heterogeneity in AD/HD: A dual pathway model of behaviour and cognition. *Behavioural Brain Research, 130*(1–2), 29–36; Sonuga-Barke, E. J. (2003). The dual pathway model of AD/HD: An elaboration of neuro-developmental characteristics. *Neuroscience and Biobehavioral Reviews, 27*, 593–604; Strohle, A., Stoy, M., Wrase, J., Schwarzer, S., Schlagenhauf, F., Huss, M., … Heinz, A. (2008). Reward anticipation and outcomes in adult males with attention-deficit/hyperactivity disorder. *NeuroImage, 39*, 966–972; Toplak, M. E., Jain, U., & Tannock, R. (2005, June 27). Executive and motivational processes in adolescents with attention-deficit-hyperactivity disorder (ADHD). *Behavioral and Brain Functions, 1*(8). doi: 10.1186/1744-9081-1-8

8 Volkow, N. D., Wang, G., Newcorn, J. H., Kollins, S. H., Wigal, T. L., Telang, F., … Swanson, J. M. (2010). Motivation deficit in ADHD is associated with dysfunction of the dopamine reward pathway. *Molecular Psychiatry, 302*, 1084–1091; Volkow, N. D., Wang, G., Kollins, S. H., Wigal, T. L., Newcorn, J. H., Telang, F., … Swanson, J. M. (2009). Evaluating dopamine reward pathway in ADHD: Clinical implications. *Journal of the American Medical Association, 302*, 1084–1091.

9 Plichta, M. M., Vasic, N., Wolf, R. C., Lesch, K. P., Brummer, D., Jacob, C., … Grön, G. (2009). Neural hyporesponsiveness and hyperresponsiveness during immediate and delayed reward processing in adult attention-deficit/hyperactivity disorder. *Biological Psychiatry, 65*, 7–14; Scheres, A., Milham, M. P., Knutson, B., & Castellanos, F. X. (2008). Ventral striatal hyporesponsiveness during reward anticipation in attention-deficit/hyperactivity disorder. *Biological Psychiatry, 61*, 720–724; Tripp, G., & Wickens, J. R. (2008). Research review: Dopamine transfer deficit; A neurobiological theory of altered reinforcement mechanisms in ADHD. *Journal of Child Psychology and Psychiatry, 49*, 691–704.

## 第 3 章　卡伦

1 Locascio, G., Mahone, E. M., Eason, S. H., & Cutting, L. E. (2010). Executive dysfunction among children with reading comprehension deficits. *Journal of Learning Disabilities, 43*, 441–454; Sesma, H. W., Mahone, E. M., Levine, T., Eason, S. H., & Cutting, L. E. (2009). The contribution of executive skills to reading comprehension. *Child Neuropsychology, 15*, 232–246; Shaywitz, S. E., & Shaywitz, B. A. (2008). Paying attention to reading: The neurobiology of reading and dyslexia. *Development and Psychopathology, 20*, 1329–1349; Swanson, H. L., Zheng, X., & Jerman, O. (2009). Working memory, short-term memory, and reading disabilities: A selective meta-analysis of the literature. *Journal of Learning Disabilities, 43*, 260–287.

2 Brown, T. E., Reichel, P. C., & Quinlan, D. M. (2011). Extended time improves reading comprehension for adolescents with ADHD. *Open Journal of Psychiatry,*

1, 79–87.

3　Pomerantz, E. M., Grolnick, W. S., & Price, C. E. (2005). Role of parents in how children approach achievement: A dynamic process perspective. In A. J. Elliot & C. S. Dweck (Eds.), *Handbook of competence and motivation* (pp. 259–278). New York, NY: Guilford Press.

4　Boszormenyi-Nagy, I., & Spark, G. M. (1973). *Invisible loyalties: Reciprocity in intergenerational family therapy.* New York, NY: Harper & Row; Safer, J. (2002). *The normal one: Life with a difficult or damaged sibling.* New York, NY: Simon & Schuster; Stierlin, H. (1974). *Separating parents and adolescents: A perspective on running away, schizophrenia and waywardness.* New York, NY: Quadrangle; Winnicott, D. W. (1965). *The family and individual development.* New York, NY: Tavistock.

5　Levy, F. (2004). Synaptic gating and ADHD: A biological theory of comorbidity of ADHD and anxiety. *Neuropsychopharmacology, 29*, 1589–1596.

# 第 4 章　马丁

1　Mangels, J. A., Butterfield, B., Lamb, J., Good, C., & Dweck, C. S. (2006). Why do beliefs about intelligence influence learning success? A social cognitive neuro-science model. *Social Cognitive and Affective Neuroscience, 2*, 75–86; Dweck, C. S., & Molden, D. C. (2005). Self-theories: Their impact on competence motivation and acquisition. In A. J. Elliot & C. S. Dweck (Eds.), *Handbook of competence and motivation* (pp. 122–140). New York, NY: Guilford Press.

2　Antshel, K. M., Faraone, S. V., Stallone, K., Nave, A., Kaufmann, F. A., Doyle, A., … Biederman, J. (2007). Is attention deficit hyperactivity disorder a valid diagnosis in the presence of high IQ? Results from the MGH Longitudinal Family Studies of ADHD. *Journal of Child Psychology and Psychiatry, 48*, 687–694; Antshel, K. M., Faraone, S. V., Maglione, K., Doyle, A., Fried, R., Seidman, L., & Biederman, J. (2008). Temporal stability of ADHD in the high-IQ population: Results from the MGH Longitudinal Family Studies of ADHD. *Journal of the American Academy of Child and Adolescent Psychiatry, 47*, 817–825; Brown, T. E., Reichel, P. C., & Quinlan, D. M. (2009). Executive function impairments in high IQ adults with ADHD. *Journal of Attention Disorders, 13*, 161–167; Brown, T. E., Reichel, P. C., & Quinlan, D. M. (2011). Executive function impairments in high IQ children and adolescents with ADHD. *Open Journal of Psychiatry, 1*, 56–65; Kaplan, B. J., Crawford, S. G., Dewey, D. M., & Fisher, G. C. (2000). IQs of children with ADHD are normally distributed. *Journal of Learning Disabilities, 33*, 425–432; Schuck, S. E., & Crinella, F. M. (2005). Why children with ADHD do not have low IQs. *Journal of Learning Disabilities, 38*, 262–280.

3　Ardila, A., Pineda, D., & Rosselli, M. (2000). Correlation between intelligence test scores and executive function measures. *Archives of Clinical Neuropsychology, 15*(1),

31－36; Brown, T. E. (2005). *Attention deficit disorder: The unfocused mind in children and adults*. New Haven, CT: Yale University Press; Delis, D. C., Lansing, A., Houston, W. S., Wetter, S., Han, S. D., Jacobson, M., ... Kramer, J. (2007). Creativity lost: The importance of testing higher-level executive functions in school-age children and adolescents. *Journal of Psychoeducational Assessment, 25*(1), 29－40; Rommelse, N. N., Altink, M. E., Oosterlaan, J., Buschgens, C. J., Buitelaar, J., & Sergeant, J. A. (2008). Support for an independent familial segregation of executive and intelligence endophenotypes in ADHD families. *Psychological Medicine, 38*, 1595－1606.

4   Aronson, J., & Steele, C. M. (2005). Stereotypes and the fragility of academic competence, motivation, and self-concept. In A. J. Elliot & C. S. Dweck (Eds.), *Handbook of competence and motivation* (pp. 436－456). New York, NY: Guilford Press.

5   Shafran, R., & Mansell, W. (2001). Perfectionism and psychopathology: A review of research and treatment. *Clinical Psychology Review, 21*, 878－906.

6   Bowlby, J. (1978). Attachment theory and its therapeutic implications. In S. Feinstein & P. L. Giovacchini (Eds.), *Adolescent psychiatry: Developmental and clinical studies* (pp. 5－33). Chicago: University of Chicago; Chen, S., Fitzsimons, G. M., & Andersen, S. M. (2007). Automaticity in close relationships. In J. A. Bargh (Ed.), *Social psychology and the unconscious: The automaticity of higher mental processes* (pp. 133－172). New York, NY: Psychology Press.

7   Sullivan, H. S. (1953). *The interpersonal theory of psychiatry*. New York, NY: Norton.

8   Woodward, L. J., & Ferguson, D. M. (2000). Childhood peer relationship problems and later risks of educational under-achievement and unemployment. *Journal of Child Psychology and Psychiatry, 41*, 191－201.

9   Cherek, D. R., Lane, S. D., & Dougherty, D. M. (2002). Possible amotivational effects following marijuana smoking under laboratory conditions. *Experimental and Clinical Psychopharmacology, 10*(1), 26－38; Lane, S. D., Cherek, D. R., Pietras, C. J., & Steinberg, J. L. (2005). Performance of heavy marijuana-smoking adolescents on a laboratory measure of motivation. *Addictive Behaviours, 30*, 815－828; Medina, K. L., Hanson, K. L., Schweinsburg, A. D., Cohen-Zion, M., Nagel, B. J., & Tapert, S. F. (2007). Neuropsychological functioning in adolescent marijuana users: Subtle deficits detectable after a month of abstinence. *Journal of the International Neuropsychological Society, 13*, 807－820.

10  Weinstein, A., Brickner, O., Lerman, H., Greemland, M., Bloch, M., Lester, H., ... Even-Sapir, E. (2008). A study investigating the acute dose-response effects of 13 mg and 17 mg Delta 9- tetrahydrocannabinol on cognitive-motor skills, subjective and autonomic measures in regular users of marijuana. *Journal of Psychopharmacology, 22*, 441－451.

11  Rhodewalt, F., & Vohs, K. D. (2005). Defensive strategies, motivation, and the self: A self-regulatory process view. In A. J. Elliot and C. S. Dweck (Eds.), *Handbook of*

*competence and motivation* (pp. 548 – 565). New York, NY: Guilford Press.

12  Shaw, P., Eckstrand, K., Sharp, W., Blumenthal, J., Lerch, J. P., Greenstein, D., … Rapoport, J. L. (2007). Attention-deficit/hyperactivity disorder is characterized by a delay in cortical maturation. *Proceedings of the National Academy of Sciences, 104,* 19649 – 19654.

# 第 5 章　萨拉

1  Brown, T. E. (1996). *Brown Attention Deficit Disorder Scale for Adults.* San Antonio, TX: Psychological Corporation.

2  Quinlan, D. M., & Brown, T. E. (2003). Assessment of short-term verbal memory impairments in adolescents and adults with ADHD. *Journal of Attention Disorders, 6,* 143 – 152.

3  American Psychiatric Association. (2000). *Diagnostic and statistical manual of mental disorders* (4th ed., text rev.). Washington, DC: Author; American Psychiatric Association. (2013). *Diagnostic and statistical manual of mental disorders* (5th ed.). Washington, DC: Author.

4  Faraone, S. V., Biederman, J., Spencer, T., Mick, E., Murray, K., … Monuteaux, M. C. (2006). Diagnosing adult attention deficit hyperactivity disorder: Are late onset and subthreshold diagnoses valid? *American Journal of Psychiatry, 163,* 1720 – 1729.

5  Faraone, S. V., Kunwar, A., Adamson, J., & Biederman, J. (2009). Personality traits among ADHD adults: Implications of late-onset and sub-threshold diagnoses. *Psychological Medicine, 39,* 685 – 693.

6  Akiskal, H., & Cassano, G. B. (Eds.). (1997). *Dysthymia and the spectrum of chronic depressions.* New York, NY: Guilford Press; Subodh, B. N., Avashi, A., & Chakrabarti, S. (2008). Psychosocial impact of dysthymia: A study among married patients. *Journal of Affective Disorders, 109,* 199 – 204; Sansone, R. A., & Sansone, L. A. (2009). Dysthymic disorder: Forlorn and overlooked? *Psychiatry, 6*(5), 46 – 50.

7  Hammen, C. L. (1995). Stress and the course of unipolar and bipolar disorders. Does stress cause psychiatric illness? In C. M. Mazure (Ed.), *Does stress cause psychiatric illness?* (pp. 87 – 110). Washington, DC: American Psychiatric Press.

8  Brown, T. E. (2000). Emerging understandings of attention-deficit disorders and comorbidities. In T. E. Brown (Ed.), *Attention deficit disorders and comorbidities in children, adolescents and adults* (pp. 3 – 55). Washington, DC: American Psychiatric Publishing.

9  McEwen, B. S., & Parsons, B. (1982). Gonadal steroid action on the brain: Neurochemistry and neuropharmacology. *Annual Review of Pharmacology and Toxicology, 22,* 555 – 598; McEwen, B. S. (1991). Non-genomic and genomic effects of steroids on neural activity. *Trends in Pharmacological Sciences, 4,* 141 – 147; Thompson, T. L., & Moss, R. L. (1994). Estrogen regulation of dopamine release in the nucleus accumbens: Genomic and non-genomic-mediated effects. *Journal of Neurochemistry, 62,* 1750 – 1756.

10  Sherwin, B. B. (1998). Estrogen and cognitive functioning in women. *Proceedings of the Society for Experimental Biology and Medicine, 217*(1), 17–22; Phillips, S. M., & Sherwin, B. B. (1992). Effects of estrogen on memory function in surgically menopausal women. *Psychoneuroendocrinology, 17*, 485–495.

11  Shaywitz, S. E., Shaywitz, B. A., Pugh, K. B., Fullbright, R. K., Skudlarski, P., Mencl, W. E., ... Gore, J. C. (1999). Effect of estrogen on brain activation patterns in postmenopausal women during working memory tasks. *Journal of the American Medical Association, 281*, 1197–1202.

12  Sherwin, B. B., & Henry, J. F. (2008). Brain aging modulates the neuroprotective effects of estrogen on selective aspects of cognition in women: A critical review. *Frontiers in Neuroendocrinology, 29*(1), 88–113; Greendale, G. A., Huang, M. H., Wright, R. G. Seeman, T., Luetters, C., Avis, N. E., ... Karlamangla, A. S. (2009). Effects of the menopause transition and hormone use on cognitive performance of midlife women. *Neurology, 72*, 1850–1857; Duff, S. J., & Hampson, E. (2000). A beneficial effect of estrogen on working memory in postmenopausal women taking hormone replacement therapy. *Hormones and Behavior, 38*, 222–276; Elsabagh, S., Hartley, D. E., & File, S. E. (2007). Cognitive function in late versus early postmenopausal stage. *Maturitas, 56*, 84–93.

13  Ahles, T. A., Saykin, A. J., Furstenberg, B. C., Cole, B., Mott, L. A., Skalla, K., ... Silberfarb, P. M. (2002). Neurologic impact of standard-dose systemic chemotherapy in long-term survivors of breast cancer and lymphoma. *Journal of Clinical Oncology, 20*, 485–493; Reid-Arndt, S. A., Yee, A., Perry, M. C., & Hsieh, C. (2009). Cognitive and psychological factors associated with early post-treatment functional outcomes in breast cancer survivors. *Journal of Psychosocial Oncology, 27*, 415–434.

14  Ahles, T. A., & Saykin, A. J. (2007). Candidate mechanisms for chemotherapy-induced cognitive changes. *Nature Reviews. Cancer, 7*, 192–201; Correa, D. D., & Ahles, T. A. (2007). Cognitive adverse effects of chemotherapy in breast cancer patients. *Current Opinion in Supportive and Palliative Care, 1*(1), 57–62.

15  National Cancer Institute. (2005). Dexmethylphenidate reduces some symptoms of chemobrain. Retrieved from http://www.cancer.gov/clinical trials/results/chemobrain0605. (Link may no longer be available.)

16  Epperson, C. N., Pittman, B., Czarkowski, K. A., Bradley, J., Quinlan, D. M., & Brown, T. E. (2011). Impact of atomoxetine on subjective attention and memory difficulties in perimenopausal and postmenopausal women. *Menopause: Journal of the North American Menopause Society, 18*(5), 1–7.

17  Barkley, R. A. (2011). *Barkley Deficits in Executive Functioning Scale (BDEFS)*. New York, NY: Guilford Press; Brown, T. E. (2006). Executive functions and attention deficit hyperactivity disorder: Implications of two conflicting views. *International Journal of Disability, Development and Education, 53*(1), 35–46.

18  Brown, T. E. (2005). *Attention deficit disorders: The unfocused mind in children and*

*adults*. New Haven, CT: Yale University Press.

## 第 6 章 迈克

1　Rommelse, N. N., Altink, M. E., Oosterlaan, J., Buschgens, C. J., Buitelaar, J. K., & Sergeant, J. (2008). Support for an independent familial segregation of executive and intelligence endophenotypes in ADHD families. *Psychological Medicine, 38*, 1595 – 1606. doi: 10.1017/S0033291708002869

2　Ardila, A., Pineda, D., & Rosselli, M. (2000). Correlation between intelligence test scores and executive function measures. *Archives of Clinical Neuropsychology, 15*(1), 31 – 36; Delis, D. C., Houston, W. S., Wetter, S., Han, S. D., Jacobson, M., Holdnack, J., Kramer, J. (2007). Creativity lost: The importance of testing higher-level executive functions in school-age children and adolescents. *Journal of Psychoeducational Assessment, 25*, 29 – 40; Brown, T. E., Reichel, P. C., & Quinlan, D. M. (2009). Executive function impairments in high IQ adults with ADHD. *Journal of Attention Disorders, 13*, 161 – 171; Brown, T. E., Reichel, P. C., & Quinlan, D. M. (2011). Executive function impairments in high IQ children and adolescents with ADHD. *Open Journal of Psychiatry, 1*, 56 – 65.

3　Smith, M. E., & Farah, M. J. (2011). Are prescription stimulants "smart pills"? The epidemiology and cognitive neuroscience of prescription stimulant use by normal healthy individuals. *Psychological Bulletin, 137*, 717 – 741; Rabiner, D. L., Anastopoulos, A. D., Costello, E. J., Hoyle, R. H., McCabe, S. E., & Scott, H. (2009). Motives and perceived consequences of nonmedical ADHD medication use by college students: Are students treating themselves for attention problems? *Journal of Attention Disorders, 13*, 259 – 270; Swanson, J. M., Wigal, T. L., & Volkow, N. D. (2011). Contrast of medical and nonmedical use of stimulant drugs, basis for the distinction, and risk of addiction: Comment on Smith and Farah. *Psychological Bulletin, 137*, 742 – 748; Rabiner, D. L., Anastopoulos, A. D., Costello, E. J., Hoyle, R. H., & Swartzwelder, H. S. (2010). Predictors of nonmedical ADHD medication use by college students. *Journal of Attention Disorders, 13*, 640 – 648; Peterkin, A. L., Crone, C. C., Sheridan, M. J., & Wise, T. N. (2010, April 21). Cognitive performance enhancement: Misuse or self-treatment? *Journal of Attention Disorders*, pp. 1 – 6. doi: 10.1177/1087054710365980; Arria, A. M., Garnier-Dykstra, L. M., Caldeira, K. M., Vincent, K. B., O'Grady, K. E., & Wish, E. D. (2011). Persistent nonmedical use of prescription stimulants among college students: Possible association with ADHD symptoms. *Journal of Attention Disorder, 15*, 347 – 356.

4　Markus, H., & Nurius, P. (1986). Possible selves. *American Psychologist, 41*, 954 – 969.

5　Brown, M. A., & Stopa, L. (2007). The spotlight effect and the illusion of transparency in social anxiety. *Journal of Anxiety Disorders, 21*, 804 – 819; Gilovich, T., Medvec, V. H., & Savitsky, K. (1998). The illusion of transparency: Biased assessments of others' ability to read one's emotional states. *Journal of Personality and Social Psychology, 75*, 332–346.

6　Kessler, R. C., McGonagle, K. A., Zhao, S., Nelson, C. B., Hughes, M., Eshleman, S., … Kendler, K. S. (1994). Lifetime and 12-month prevalence of DSM-III-R psychiatric disorders in the United States: Results from the National Comorbidity Survey. *Archives of General Psychiatry, 51*, 8–19; Kessler, R. C., Adler, L., Barkley, R., Biederman, J., Conners, C. K., Demler, O., … Zaslavsky, A. M. (2006). The prevalence and correlates of adult ADHD in the United States: Results from the National Comorbidity Survey Replication. *American Journal of Psychiatry, 163*, 716–723.

7　Stierlin, H. (1974). *Separating parents and adolescents*. New York, NY: Quadrangle; Boszormenyi-Nagy, I., & Spark, G. M. (1973). *Invisible loyalties: Reciprocity in intergenerational therapy*. New York, NY: Harper & Row.

## 第 7 章　莉萨

1　Brown, T. E. (2005). *Attention deficit disorder: The unfocused mind in children and adults*. New Haven, CT: Yale University Press.

2　Ibid.

3　Erhardt, D., & Hinshaw, S. P. (1994). Initial sociometric impressions of attention-deficit hyperactivity disorder and comparison boys: Predictions from social behaviors and from nonbehavioral variables. *Journal of Consulting and Clinical Psychology, 62*, 833–842; Melnick, S. M., & Hinshaw, S. P. (1996). What they want and what they get: The social goals of boys with ADHD and comparison boys. *Journal of Abnormal Child Psychology, 24*, 169–185; Blachman, D. R., & Hinshaw, S. P. (2002). Patterns of friendship among girls with and without attention-deficit/hyperactivity disorder. *Journal of Abnormal Child Psychology, 30*, 625–640; Hoza, B. (2007). Peer functioning in children with ADHD. *Journal of Pediatric Psychology, 32*, 655–663; Miller, M., & Hinshaw, S. P. (2010). Does childhood executive function predict adolescent functional outcomes in girls with ADHD? *Journal of Abnormal Child Psychology, 38*, 315–326; Miller, M., Nevado-Montenegro, A. J., & Hinshaw, S. P. (2012). Childhood executive function to predict outcomes in young adult females with and without childhood diagnosed ADHD. *Journal of Abnormal Child Psychology, 40*, 657–668. doi: 10.1007/s10802-011-9599-y; Miller, M., Sheridan, M., Cardoos, S. L., & Hinshaw, S. P. (2013). Impaired decision-making as a young adult outcome of girls diagnosed with attention-deficit/hyperactivity disorder in childhood. *Journal of the International Neuropsychological Society, 19*(1), 110–114. doi: 10.101/S1355617712000975

4　Reiersen, A. M., Constantino, J. N., Volk, H. E., & Todd, R. D. (2007). Autistic traits in a population-based ADHD twin sample. *Journal of Child Psychology and Psychiatry, 48*, 464–472; Rommelse, N. N., Franke, B., Geurts, H. M., Hartman, C. A.,

& Buitelaar, J. K. (2010). Shared heritability of attention-deficit/hyperactivity disorder and autism spectrum disorder. *European Child & Adolescent Psychiatry, 19*, 281–295.

5  Brown, T. E., Reichel, P. C., & Quinlan, D. M. (2011). Executive function impairments in high IQ children and adolescents with ADHD. *Open Journal of Psychiatry, 1*, 56–65; Brown, T. E., Reichel, P. C., & Quinlan, D.M. (2009). Executive function impairments in high IQ adults with ADHD. *Journal of Attention Disorders, 13*, 161–167.

6  Croyle, K. L., & Waltz, J. (2007). Subclinical self-harm: Range of behaviors, extent, and associated characteristics. *American Journal of Orthopsychiatry, 77*, 332–342; Nixon, M. K., Cloutier, P., & Jansson, S. M. (2008). Nonsuicidal self-harm in youth: A population-based survey. *Canadian Medical Association Journal, 178*, 306–312.

7  Klonsky, E. D., & Olino, T. M. (2008). Identifying clinically distinct subgroups of self-injurers among young adults: A latent class analysis. *Journal of Consulting and Clinical Psychology, 76*, 22–27.

## 第 8 章　史蒂夫

1  Biederman, J., Petty, C. R., Fried, R., Kaiser, R., Dolan, C. R., Schoenfeld, S., … Faraone, S. V. (2008). Educational and occupational underattainment in adults with attention-deficit/hyperactivity disorder: A controlled study. *Journal of Clinical Psychiatry, 69*, 1217–1222; Biederman, J., Faraone, S. V., Spencer, T. J., Mick, E., Monuteaux, M. C., & Aleardi, M. (2006). Functional impairments in adults with self-reports of diagnosed ADHD: A controlled study of 1001 adults in the community. *Journal of Clinical Psychiatry, 67*, 524–540; de Graaf, R., Kessler, R. C., Fayyad, J., ten Have, M., Alonso, J., Angermeyer, M., … Posada-Villa, J. (2008). The prevalence and effects of adult attention-deficit/hyperactivity disorder (ADHD) on the performance of workers: Results from the WHO World Mental Health Survey Initiative. *Occupational and Environmental Medicine, 65*, 835–842; Barkley, R. A., & Murphy, K. R. (2010). Impairment in occupational functioning and adult ADHD: The predictive utility of executive function (EF) ratings versus EF tests. *Clinical Neuropsychology, 25*, 157–173.

2  Britton, J. C., Rauch, S. L., Rosso, I. M., Killgore, W.D.S., Price, L. M., Ragan, J., … Stewart, S. E. (2010). Cognitive inflexibility and frontal-cortical activation in pediatric obsessive-compulsive disorder. *Journal of the American Academy of Child and Adolescent Psychiatry, 49*, 944–953.

3  Biederman, J., Faraone, S. V., Spencer, T. J., Mick, E., Monuteaux, M. C., & Aleardi, M. (2006). Functional impairments in adults with self-reports of diagnosed ADHD: A controlled study of 1001 adults in the community. *Journal of Clinical Psychiatry, 67*, 524–540.

4  Minde, K., Eakin, L., Hechtman, L., Ochs, E., Bouffard, R., Greenfield, B., & Looper,

K. (2003). The psychosocial functioning of children and spouses of adults with ADHD. *Journal of Child Psychology and Psychiatry, 44*, 637–646.

5　Eakin, L., Minde, K., Hechtman, L., Ochs, E., Krane, E., Bouffard, R., Greenfield, B., & Looper, K. (2004). The marital and family functioning of adults with ADHD and their spouses. *Journal of Attention Disorders, 8*, 1–10.

6　Grzadzinski, R., Di Martino, A., Brady, E., Mairena, M. A., O'Neale, M., Petkova, E., … Castellanos, F. X. (2010). Examining autistic traits in children with ADHD: Does the autism spectrum extend to ADHD? *Journal of Autism and Developmental Disorders, 41*, 1178–1191; Nijmeijer, J. S., Minderaa, R. B., Buitelaar, J. K., Mulligan, A., Hartment, C. A., & Hoekstra, P. J. (2008). Attention-deficit/hyperactivity disorder and social dysfunctioning. *Clinical Psychology Review, 28*, 692–708; St. Pourcain, B. S., Mandy, W. P., Heron J., Golding, J., Smith, G. D., & Skuse, D. H. (2011). Links between co-occurring social-communication and hyperactive-inattentive trait trajectories. *Journal of the American Academy of Child and Adolescent Psychiatry, 50*, 892–902; van der Meer, J. M., Oerlemans, A. M., van Steijn, D. J., Lappenschaar, M. G., de Sonneville, L. M., Buitelaar, J. K., & Rommelse, N. N. (2012). Are autism spectrum disorder and attention-deficit/hyperactivity disorder different manifestations of one overarching disorder? Cognitive and symptom evidence from a clinical and population-based sample. *Journal of the American Academy of Child and Adolescent Psychiatry, 51*, 1160–1172.

7　Nijmeijer, J. S., Hoekstra, P. J., Minderaa, R. B., Buitclaar, J. K., Altink, M. E., Buschgens, C. J., … Hartman, C. A. (2009). PDD symptoms in ADHD, an independent familial trait? *Journal of Abnormal Child Psychology, 37*, 443–453; Ronald, A., Simonoff, E., Kuntsi, J., Asherson, P., & Plomin, R. (2008). Evidence for overlapping genetic influences on autistic and ADHD behaviours in a community twin sample. *Journal of Child Psychology and Psychiatry, 49*, 535–542.

8　Page, T. (2009). *Parallel play: Growing up with undiagnosed Asperger's*. New York, NY: Doubleday, pp. 182, 185.

9　Ibid., p. 178.

10　Ibid., p. 6.

## 第9章　苏

1　Langberg, J. M., Epstein, J. N., Altaye, M., Molina, B. S., Arnold, L. E., & Vitiello, B. (2008). The transition to middle school is associated with changes in the developmental trajectory of ADHD symptomatology in young adolescents with ADHD. *Journal of Clinical Child and Adolescent Psychology, 37*, 651–663.

2　Csikszentmihalyi, M., & Larson, R. (1984). *Being adolescent*. New York Basic Books, p. xiii.

3　Christiansen, H., Oades, R. D., Psychogiou, L., Hauffa, B. P., & Sonuga-Barke, E.

J. (2010). Does the cortisol response to stress mediate the link between expressed emotion and oppositional behavior in attention-deficit/hyperactivity-disorder (ADHD)? *Behavioral and Brain Functions, 6*(45). doi: 10.1166/1744-9001

## 第 10 章　马特

1　Gau, S. S.-F., & Chiang, H. L. (2009). Sleep problems and disorders among adolescents with persistent and subthreshold attention-deficit/hyperactivity disorders. *Sleep, 32,* 671–679.

## 第 11 章　洛伊丝

1　Quinlan, D. M., & Brown, T. E. (2003). Assessment of short-term verbal memory impairments in adolescents and adults with ADHD. *Journal of Attention Disorders, 6,* 143–152; Martinussen, R., Hayden, J., Hogg-Johnson, S., & Tannock, R. (2005). A meta-analysis of working memory impairments in children with attention-deficit/hyperactivity disorder. *Journal of the American Academy of Child and Adolescent Psychiatry, 44,* 377–384.

2　Schmeichel, B. J., Volokhov, R. N., & Demaree, H. A. (2008). Working memory capacity and the self-regulation of emotional expression and experience. *Journal of Personality and Social Psychology, 95,* 1526–1540.

3　Levy, F. (2004). Synaptic gating and ADHD: A biological theory of comorbidity of ADHD and anxiety. *Neuropsychopharmacology, 29,* 1589–1596.

4　Timpano, K. R., Exner, C., Glaesmer, H., Rief, W., Keshaviah, A., Brähler, E., & Wilhelm, S. (2011). The epidemiology of the proposed DSM-5 hoarding disorder: Exploration of the acquisition specifier, associated features, and distress. *Journal of Clinical Psychiatry, 72,* 780–786; Frost, R. O., Steketee, G., & Tolin, D. F. (2011). Comorbidity in hoarding disorder. *Depression and Anxiety, 28,* 876–884; Hartl, T. L., Duffany, S. R., Allen, G. J., Steketee, G., & Frost, R. O. (2005). Relationships among compulsive hoarding, trauma, and attention-deficit/hyperactivity disorder. *Behaviour Research and Therapy, 43,* 269–276.

5　Biederman, J., Milberger, S., Faraone, S. V., Kiely, K., Guite, J., Mick, E., … Reed, E. (1995). Family-environment risk factors for attention-deficit hyperactivity disorder. *Archives of General Psychiatry, 52,* 464–470.

6　Shechner, T., Britton, J. C., Pérez-Edgar, K., Bar-Haim, Y., Ernst, M., Fox, N. A., … Pine, D. S. (2012). Attention biases, anxiety, and development: Toward or away from threats or rewards? *Depression and Anxiety, 29,* 282–294; Seymour, K. E., Chronis-Tuscano, A., Halldorsdottir, T., Stupica, B., Owens, K., & Sacks, T. (2012). Emotion regulation mediates the relationship between ADHD and depressive symptoms in youth. *Journal of Abnormal Child Psychology, 40,* 595–606.

7　Garcia, C. R., Bau, C. H., Silva, K. L., Callegari-Jacques, S. M., Salgado, C. A., Fischer,

A. G., Grevet, E. H. (2012). The burdened life of adults with ADHD: Impairment beyond comorbidity. *European Psychiatry, 27*, 309–313.

## 第 12 章　詹姆斯

1　Yoshimasu, K., Barbaresi, W. J., Colligan, R. C., Killian, J. M., Voigt, R. G., Weaver, A. L., & Katusic, S. K. (2011). Written-language disorder among children with and without ADHD in a population-based birth cohort. *Pediatrics, 128*, 605–612.

2　Mayes, S., & Calhoun, S. (2006). Frequency of reading, math, and writing disabilities in children with clinical disorders. *Learning and Individual Differences, 16*, 145–157.

3　Brown, T. E., Reichel, P. C., & Quinlan, D. M. (August 2010). Impairments of written expression in 13–25 year old students with ADHD. Poster session presented at annual meeting of the American Psychological Association, San Diego, CA; Semrud-Clikeman, M., & Harder, L. (2011). Neuropsychological correlates of written expression in college students with ADHD. *Journal of Attention Disorders, 15*, 215–223.

4　Graff, G., & Birkenstein, C. (2006). *They say, I say: The moves that matter in academic writing*. New York, NY: Norton.

5　Geller, D. A., & Brown, T. E. (2009). ADHD with obsessive-compulsive disorder. In T. E. Brown (Ed.), *ADHD comorbidities: Handbook for ADHD complications in children and adults* (pp. 177–187). Washington, DC: American Psychiatric Publishing.

6　Shafran, R., & Mansell, W. (2001). Perfectionism and psychopathology: A review of research and treatment. *Clinical Psychology Review, 21*, 879–906.

7　Young, K. S., Yue, Y. D., & Ying, L. (2011). Prevalence estimates and etiologic models of Internet addiction. In C. S. Young & C. N. de Abreu (Eds.), *Internet addiction: A handbook and guide to evaluation and treatment* (pp. 3–17). Hoboken, NJ: Wiley.

8　Blinka, L., & Smahel, D. (2011). Addiction to online role-playing games. In C. S. Young & C. N. de Abreu (Eds.), *Internet addiction: A handbook and guide to evaluation and treatment* (pp. 73–90). Hoboken, NJ: Wiley.

## 第 13 章　摆脱困境

1　Brown, T. E., Reichel, P. C., & Quinlan, D. M. (2011). Extended time improves reading comprehension test scores for adolescents with ADHD. *Open Journal of Psychiatry, 1*, 79–87.

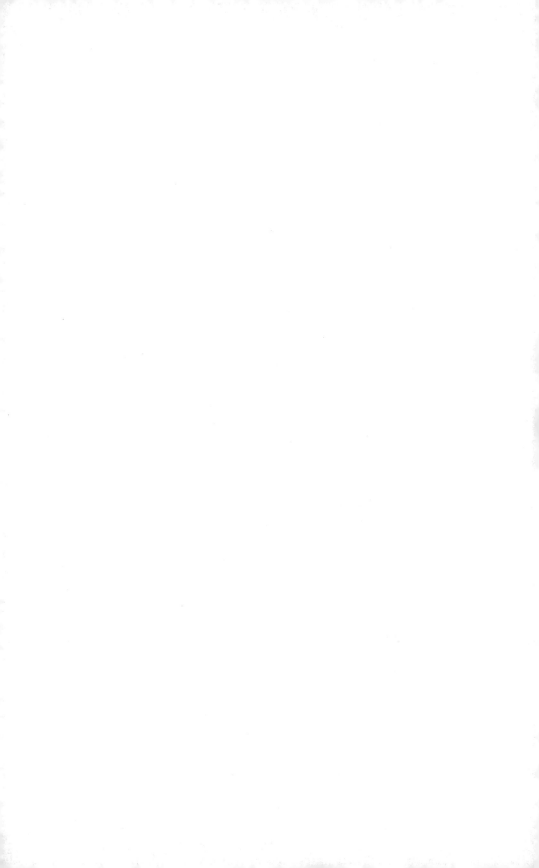